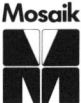

Mosaik

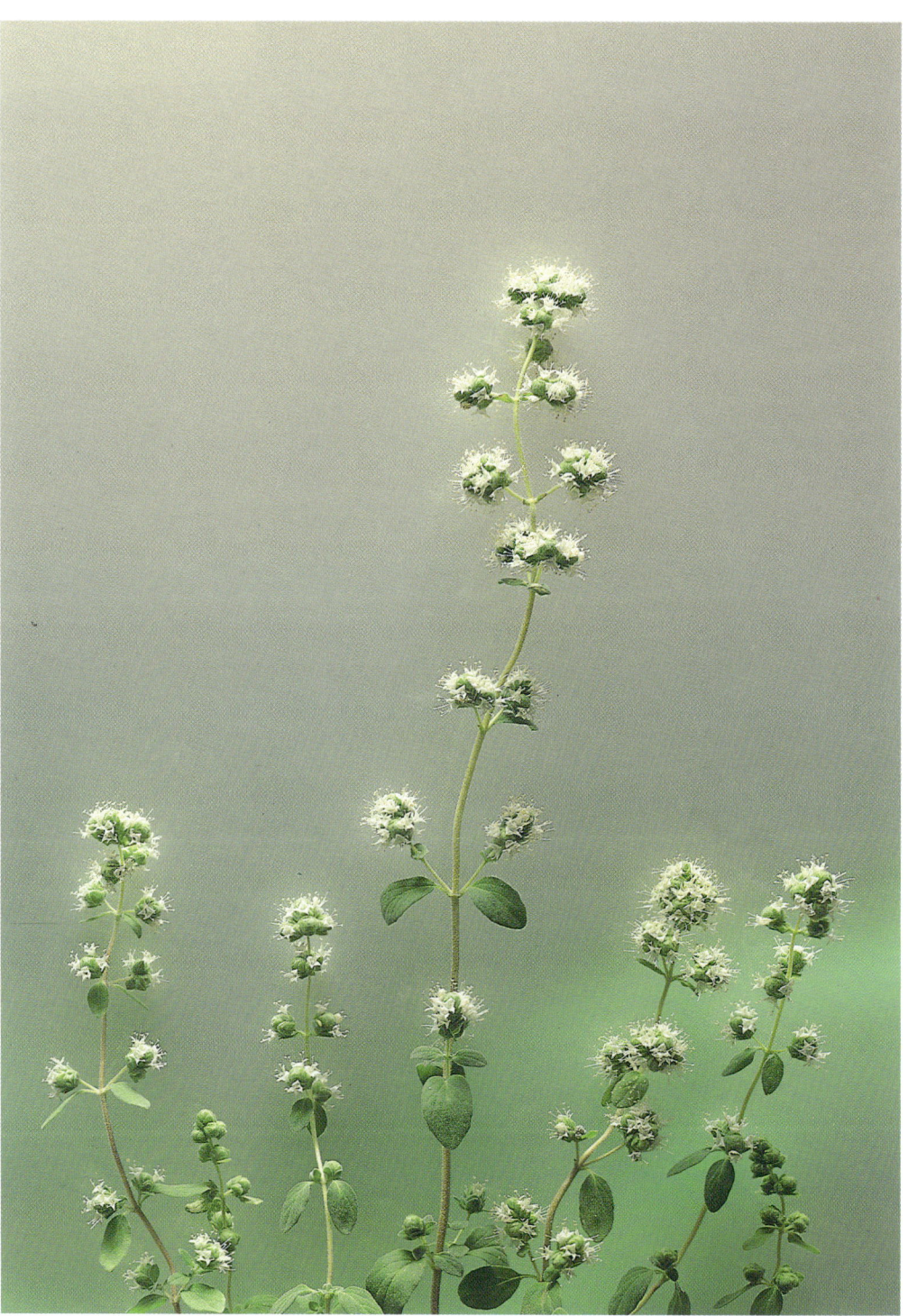

Shirley Price

Aromatherapie bei Beschwerden

Heilen und pflegen mit ätherischen Ölen

Mosaik Verlag

Zur Benutzung dieses Buches

Ob Sie ätherische Pflanzenöle zum reinen Genuß und zur Krankheitsvorbeugung regelmäßig nutzen möchten, oder ob Sie mit den Essenzen ganz bestimmte Leiden lindern wollen: In jedem Fall sollten Sie Kapitel 2 *Anwendungen zu Hause* genau studieren. Hier finden Sie klare Anleitungen zum Verdünnen und Mischen der Pflanzenöle und Hinweise auf die unterschiedlichen Anwendungsmöglichkeiten.

Kapitel 3 *Aromatherapie im Alltag* macht Sie bekannt mit der krankheitsvorbeugenden Aromatherapie - denn ätherische Öle können im ganzen Haus für bessere Hygiene sorgen; sie helfen gegen Gesundheitsstörungen wie beim Erhalt von körperlicher Spannkraft und geistig-seelischem Gleichgewicht.

Ratschläge zur Aromatherapie in eigener Regie finden Sie in Kapitel 4 *Beschwerden und Essenzen*, wo über 40 verschiedene Beschwerden, getrennt nach psychischen und physischen Symptomen, angesprochen werden. Dazu gibt es Dosierungs- und Behandlungshinweise für die Therapie mit 30 unterschiedlichen ätherischen Ölen. (Die detaillierten Rezepte für Zubereitung und Anwendung stehen in Kapitel 2.) Kapitel 4 enthält außerdem Porträts von zwölf der vielseitigsten Pflanzenessenzen für den Hausgebrauch.

Kapitel 1 *Grundlagen und Natur der Aromatherapie* beschreibt Einzelheiten zur Gewinnung, zur chemischen Zusammensetzung und zum therapeutischen Wert essentieller Pflanzenöle und gibt in einer übersichtlichen doppelseitigen Tabelle »auf einen Blick« Auskunft über die empfehlenswerten Öle bei bestimmten Beschwerden.

Vor dem Kauf und der Anwendung ätherischer Pflanzenöle lesen Sie bitte die warnenden Hinweise auf der gegenüberliegenden Seite.

A GAIA ORIGINAL

Konzeption:	Joss Pearson
Design:	Helen Spencer
Fotografien:	Philip Dowell Fausto Dorelli
Illustrationen:	Ann Chasseaud
Illustrationen nach Fotos von:	Jeremy Gunn-Taylor
Gesamtleitung:	Joss Pearson Bridget Morley

Titel der Originalausgabe:
Aromatherapy for Common Ailments
Originalverlag: Gaia Books, London 1991
Übersetzung aus dem Englischen: Lore Schultz-Wild
Umschlaggestaltung: Petra Dorkenwald

Der Mosaik-Verlag ist ein Unternehmen der Verlagsgruppe Bertelsmann

© 1991 Gaia Books Limited, London
Alle deutschsprachigen Rechte Mosaik Verlag GmbH, München 1992 / 5 4 3 2 1
Satz: Layout & Grafik 1000, München
Druck und Bindung: Mateu Cromo, Madrid
Printed in Spain · ISBN 3-576-10040-7

Hinweis

Vorsicht beim Gebrauch von essentiellen Pflanzenölen

Die ätherischen Öle, die in diesem Buch empfohlen werden, sind wegen ihrer sanft heilenden Eigenschaften ausgesucht worden. In ihrer chemischen Zusammensetzung liegt keinerlei toxische Gefahr – vorausgesetzt, Sie halten sich an alle Dosierungsvorschriften und folgen genau allen Sicherheitsratschlägen. Ganz besonders wichtig ist das im Zusammenhang mit Mengenangaben bei der Behandlung von Kindern (S.88).

Manche ätherischen Öle haben stärkere Kräfte und können giftig sein, wenn sie in unverdünntem Zustand über einen längeren Zeitraum hinweg angewandt werden. Diese Essenzen sollten Sie nur unter Anleitung professioneller Aromatherapeuten oder Pflanzenheilkundiger verwenden (siehe Liste B). Einige wenige Essenzen sind extrem stark in ihrer Wirkung und nicht geeignet für eine Nutzung im Rahmen der Aromatherapie. Obwohl diese Öle im wesentlichen nur an Apotheker, Pflanzenexperten, Parfümhersteller und Lebensmittelproduzenten geliefert werden, sind einige doch auch allgemein zugänglich und käuflich zu erwerben (siehe Liste A). Sie sollten diese Essenzen nie nach eigenem Gutdünken anwenden und bei der Auswahl ätherischer Pflanzenöle folgendes beachten:

▷ In manchen Fällen kann eine Pflanze als Ganzes ohne weiteres von einem Heilkräuterspezialisten verwendet werden, ihr ätherisches Öl jedoch, das eine höhere Konzentration der natürlichen Chemikalien enthält, kann durchaus ungeeignet oder nicht empfehlenswert für die Aromatherapie sein.

▷ Kaufen Sie Ihre Essenzen ausschließlich bei zuverlässigen und sachkundigen Händlern (siehe *Nützliche Adressen*, S.93).

▷ Sofern eine Empfehlung sich auf die ganz spezielle Variante einer Pflanze bezieht, sollten Sie das ätherische Öl nur von einem Händler kaufen, der die vollständige lateinische (botanische) Bezeichnung der Pflanze kennt, aus der das Öl destilliert wurde. Auf S.14 stehen die botanischen Namen aller Öle, die in diesem Buch empfohlen werden.

▷ Wenn Sie an Bluthochdruck, Epilepsie oder einer Nervenkrankheit in fortgeschrittenem Stadium leiden, kann sich die Wirkung einiger Essenzen möglicherweise als nachteilig für Ihren Zustand herausstellen. Vor jeder Art von Anwendung sollten Sie unbedingt eine professionelle Aromatherapeutin oder einen Pflanzenheilkundigen um Rat fragen. Öle, die im Frühstadium einer Schwangerschaft besser zu meiden sind, stehen auf der Liste C.

Liste A
Die folgenden ätherischen Öle werden im Rahmen der Aromatherapie besser nicht verwendet, weil sie potentiell giftiger Natur sind und möglicherweise hämagogisch wirken, das heißt, sie können Menstruationsblutungen auslösen: Amerikanische Poleiminze *Hederoma pulegoides*, Gewöhnlicher Beifuß *Artemisia vulgaris*, Poleiminze *Mentha pulegium*, Weinraute *Ruta graveolens*

Liste B
Bei nicht vorschriftsmäßiger Anwendung können die folgenden ätherischen Öle schädlich wirken – deshalb wird empfohlen, sie nur unter Aufsicht und Kontrolle professioneller Aromatherapeuten zu verwenden: Anis (Samen) *Pimpinella anisum*, Lorbeer *Pimenta racemosa*, Kampfer *Cinnamomum camphora*, Karottensamen *Daucus carota*, Zimt *Cinnamomum zeylanicum*, Nelken *Eugenia caryophyllata*, Ysop *Hyssopus officinalis*, Zitronengras *Cymbopogon citratus*, Wiesen/ Gartensalbei *Salvia officinalis*, Bohnenkraut *Satureia hortensis*, Estragon *Artemisia dracunculus*, Thymian *Thymus vulgaris*

Liste C
Im Frühstadium einer Schwangerschaft sollen blutungsauslösende Pflanzenessenzen natürlich gemieden werden; desgleichen ätherische Öle mit harntreibenden Eigenschaften, die Wasser aus der Fruchtblase abziehen könnten. Deshalb die folgenden Essenzen in den ersten fünf Monaten einer Schwangerschaft nicht verwenden: Brustwurz/Angelikawurzel *Angelica archangelica*, Muskatellersalbei *Salvia sclarea*, Wacholderbeere *Juniperus communis*, Liebstöckel *Levisticum officinale*, Rosmarin *Rosmarinus officinalis*, Spanischer Majoran *Thymus mastichina*, Süßer Majoran *Origanum majorana*, Süßer Fenchel *Foeniculum vulgare*, Echte Melisse *Melissa officinalis*

Anmerkung: Ganz leicht blutungsanregend wirken die ätherischen Öle von Lavendel *Lavandula officinalis* und Römischer Kamille *Anthemis nobilis*; Lavendel ist außerdem leicht harntreibend. Dennoch können Sie diese beiden im Frühstadium einer Schwangerschaft verwenden – es sei denn, Sie hatten schon einmal eine Fehlgeburt. Dann sollten Sie sicherheitshalber auf den Duft verzichten.

Liste D
Die folgenden ätherischen Öle können eine Überempfindlichkeit der Haut gegenüber ultraviolettem Sonnenlicht oder Licht aus anderen Quellen verursachen. Nach einer Anwendung sollten Sie es deshalb mindestens vier Stunden lang vermeiden, sich intensiver ultravioletter Bestrahlung auszusetzen. Brustwurz/Angelikawurzel *Angelica archangelica*, Bergamotte *Citrus bergamia*, Bitterorange/Pomeranze *Citrus aurantium amara*, Zitrone *Citrus limon*, Limette *Citrus aurantifolia*, Mandarine *Citrus reticulata*, Süße Orange *Citrus sinensis*

Inhalt

Kapitel 1
Grundlagen und Natur
der Aromatherapie

Kapitel 2
Anwendungen zu Hause

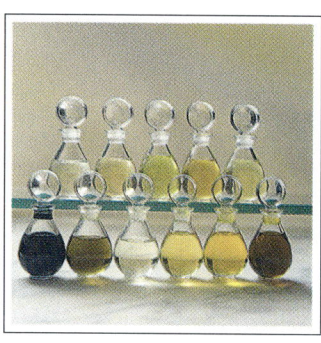

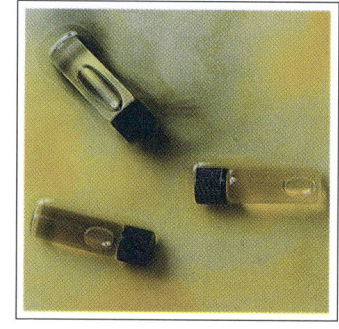

Kapitel 3
Aromatherapie im Alltag

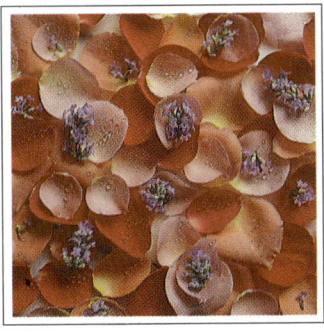

Kapitel 4
Beschwerden und Essenzen

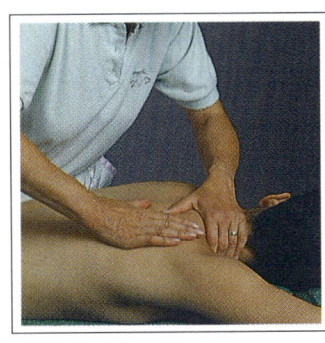

Einführung

Aromatherapie läßt uns gewahr werden, wie notwendig es ist, den Geruchssinn zu entwickeln, wenn wir die Reichtümer der Natur in vollem Umfang nutzen möchten. Das Aroma, der Wohlgeruch der Pflanzen beruht oft auf ihren starken Heilkräften, auf ätherischen Ölen, die uns helfen können, wenn wir geistig oder körperlich aus dem Gleichgewicht geraten sind. Diese starken, aber flüchtigen Essenzen enthalten viele gute Eigenschaften und können Lebenskraft und Gesundheit stärken.

Aromatische Pflanzen wurden schon im Altertum zum Reinigen und Heilen von Leib und Seele verwendet. Aufzeichnungen aus dem Fernen Osten lassen darauf schließen, daß es schon vor 5000 Jahren einfache Destillen gab – allerdings wurden wohl mehr Duftwasser als essentielle Öle hergestellt. Im alten Ägypten spielten wohlriechende Wässer und Harze bei Zeremonien und Ritualen eine wichtige Rolle, und die Reichen salbten sich mit Pflanzendüften in öligen oder cremigen Verbindungen. Sandelholz- und Weihrauchöle wurden beim Einbalsamieren der Mumien zweifellos wegen ihrer konservierenden Eigenschaften verwendet. Wieviel im Altertum über die Heilkraft der Pflanzen bekannt war, ist nicht sicher, aber zu medizinischen Ayurveda-Texten aus der frühen indischen Gesellschaft gehören auch solche über aromatische Essenzen und ihre Anwendung. Spätere Kulturen, besonders die der Griechen und Römer, entwickelten sowohl die entsprechenden Riten und Zeremonien als auch die Kenntnis von den pflanzlichen Heilkräften weiter. Um das Jahr 1000 erfand der arabische Arzt Avicenna das Kühlsystem für den Destillationsprozeß, womit sich der Auszug von ätherischen Ölen verfeinern und effizienter gestalten ließ.

Die antiseptische Wirkung vieler ätherischer Öle zeigte sich im Mittelalter durch die offensichtliche Immunität vieler europäischer Parfümhersteller während der verheerenden Pest- und Choleraepidemien. Gegen Ende des 19. Jahrhunderts wurden bei wissenschaftlichen Experimenten mit antibakteriellen Eigenschaften von Pflanzen die chemische Zusammensetzung und die Heilkräfte der essentiellen Ölmoleküle entdeckt. Leider führte das kaum zu einer stärkeren Nutzung, sondern zunehmend zur synthetischen Herstellung von chemischen Doppelgängern dieser Pflanzenessenzen.

Der Siegeszug ätherischer Öle begann nach 1900 mit dem Werk des französischen Chemikers René-Maurice Gattefossé, der dieser Sparte der Pflanzenmedizin den Namen Aromatherapie gab.

Dr. Jean Valnet entdeckte die heilende Wirkung von Pflanzenölen bei der Behandlung von Verwundeten im Zweiten Weltkrieg. Als Folge seiner Arbeit verschreiben heute in Frankreich viele Ärzte ätherische Öle zur innerlichen und äußerlichen Anwendung. Viel verdankt die Entwicklung einer holistischen, das heißt ganzheitlich orientierten Aromatherapie (S.33) der französischen Biochemikerin Marguerite Maury. Sie führte ätherische Öle in die Welt der Schönheitsoperationen ein, wo sie in Verbindung mit Massagen wegen ihrer hautverjüngenden Wirkung eingesetzt werden. In den vergangenen Jahren hat sich die Forschung an Universitäten und in Kliniken weltweit beschleunigt. Die Ergebnisse vermitteln uns sowohl ein tieferes Verständnis für ätherische Öle an sich als auch ein stärkeres Bewußtsein von ihrer außergewöhnlichen Kraft.

Aromatherapie und Ihre Gesundheit

Aromatherapie ist ideal zur Selbsthilfe, weil sie ebenso wirksam wie angenehm in der Anwendung ist. Bäder, Massagen und Inhalationen mit ätherischen Ölen können das Immunsystem stärken und das allgemeine Wohlbefinden verbessern, außerdem haben die Essenzen bei richtiger Anwendung keine schädlichen Nebenwirkungen. Eben dies wird zunehmend wichtig in Zeiten, da sich immer mehr Menschen über die möglichen Nachteile mancher chemischer Heilmittel klar werden. Der Besuch in einer ganzheitlich konzipierten aromatherapeutischen Praxis verschafft Ihnen den zusätzlichen Vorteil einer auf Ihre persönlichen Bedürfnisse abgestimmten Behandlung. Hier werden Sie, der Patient, als ein Ganzes gesehen, Ihr emotionaler Zustand und Ihre geistige Verfassung mit in Betracht gezogen. Dann werden die ätherischen Öle ausgewählt und gemischt – so, wie sie Ihnen als Individuum nützen.

Zunehmend gewinnt Aromatherapie auch Anerkennung bei orthodoxen Medizinern. Verschiedene Kliniken und Krankenhäuser, etwa in England, ermuntern das Pflegepersonal zur Anwendung von ätherischen Ölen. Manche beschäftigen sogar voll ausgebildete Aromatherapeuten. Das ist eine willkommene Entwicklung, und möglicherweise wird eines Tages das eine oder andere Desinfektionsmittel von ätherischen Ölen ersetzt. Zumindest würde sich das wohltuend auf den Seelenzustand von Schwestern wie Patienten auswirken.

Mit diesem Buch hoffe ich, Ihnen einen einfachen und angenehmen Weg zu Gesundheit und Entspannung zu weisen. Es liegt in der Natur der Aromatherapie, Ihnen mit ihren heilenden und ausgleichenden Kräften zu seelischem und körperlichem Gleichgewicht zu verhelfen.

Kapitel 1

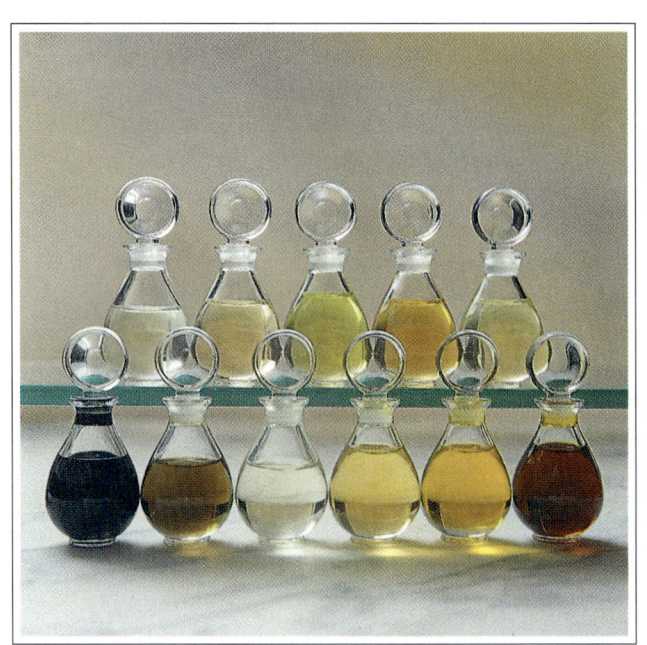

Grundlagen und Natur der Aromatherapie

Im Gegensatz zur Pflanzenheilkunde nutzt die Aromatherapie nicht die ganze Pflanze oder wesentliche Pflanzenteile, sondern ausschließlich ihre ätherischen Öle. Diese hochwirksame duftende Substanz befindet sich in winzigen Drüsen auf der Außenseite oder tief im Innern von Wurzeln, Holz, Blättern, Blüten, Früchten oder Samen einer Pflanze. Sie ist das dynamische Konzentrat der pflanzlichen Heilkräfte, manche halten sie auch für den Träger der pflanzlichen Lebenskraft. Deshalb muß das Öl mit großer Sorgfalt in seinem Reinzustand gewonnen werden. Ätherische Öle sind höchst flüchtig und verdunsten leicht, deshalb können sie inhaliert und auf dem Weg über die Geruchsorgane dem menschlichen Körper zugeführt werden. Verdünnt durchdringen die Ölmoleküle die Haut bei Massagen und Einreibungen. Mit Badeanwendungen lassen sich Inhalation und Absorption der ätherischen Öle verbinden. Genauere Informationen zu dieser Frage finden Sie auf S.16/17.

Sobald sie im menschlichen Körper wirken können, sorgen ätherische Pflanzenöle für Harmonie; sie beleben alle Organe und Systeme neu. Neben ihren vielfältigen Fähigkeiten (S.16,93) sind besonders ihre ausgleichende Wirkung auf Leib und Seele zu betonen sowie ihre keimtötenden, antiseptischen Eigenschaften.

Eine Vielzahl von Faktoren trägt zur Wirksamkeit einer aromatherapeutischen Behandlung bei: Qualität der ätherischen Öle, ihre Eignung für die jeweilige Person oder ein bestimmtes Leiden, die Anwendungsmethoden (S.21-32) und, im Fall einer professionellen Behandlung, Grad und Intensität der Interaktion zwischen Patient und Therapeut (S.33). Verbindet beispielsweise eine erfahrene Aromatherapeutin die besondere Art der Massage mit einer ganzheitlich orientierten Auswahl von Ölen, dann kann es zu wirklich außergewöhnlichen Erfolgen kommen. Im Rahmen der Selbsthilfetherapie werden Sie Essenzen verwenden, die generell für bestimmte Beschwerden oder vorbeugende Behandlungen empfohlen werden. Und es wird nicht lange dauern, bis Sie die für Sie wirksamste entdeckt haben – schon wegen Ihrer Vorliebe für den Duft eines bestimmten Öls.

Die Herstellung hochwertiger ätherischer Öle

Um therapeutisch wirken zu können, müssen ätherische Öle von höchster Güte sein: rein, unverfälscht und vorzugsweise aus der Ernte von Wild- oder Kulturpflanzen, die unter optimalen Bedingungen wachsen konnten. Bei aromatischen

Pflanzen für die Parfüm- und Lebensmittelindustrie sind der Einsatz von Schädlingsbekämpfungs- und Düngemitteln noch hinnehmbar, weil dadurch größere und einheitlichere Erträge möglich werden. Bei Pflanzen für die Aromatherapie sind unbedingt natürliche, organische Wuchsbedingungen erforderlich, da beim Destillieren die Agrochemikalien durchschlagen können. Auch die Bodenbeschaffenheit und die Höhe, in der die Pflanzen wachsen, entscheiden über die Qualität des Öls. Lavendel von steinigem, trockenem Boden aus höheren Regionen liefert therapeutisch hochwertigeres Öl als Lavendel aus dem weniger kargen, feuchteren Flachland. Die Erntezeit schließlich beeinflußt nicht nur den Konzentrationsgrad von ätherischem Öl, sondern auch seine chemische Zusammensetzung in der Pflanze.

Pflanzenöle können auch durch ein Verfahren namens Chemotyping verändert werden. Dabei werden Ableger so gezüchtet, daß sie mehr von einem gewünschten chemischen Bestandteil produzieren. Bei der Gattung Thymian beispielsweise gibt es einen Chemotyp, der einen hohen Anteil an stark antiseptischem Carvacrol enthält. Andere Thymian-Chemotypen wiederum enthalten mehr Linalool, Geraniol oder Thujon und haben viel sanftere Eigenschaften. Allesamt aber werden sie unter derselben lateinischen Bezeichnung verkauft, und es ist sicherer, ätherisches Thymianöl ohne weitere spezifische Angaben auf dem Etikett weder zu kaufen noch zu benutzen, weil die Carvacrol-Variante doch die am weitesten verbreitete ist.

Um ätherische Öle im Reinzustand zu gewinnen, werden unterschiedliche Methoden angewandt, je nachdem, wo in der Pflanze sich die Essenz befindet. Bei Lippenblütlern, wie Lavendel und Pfefferminze, sind die winzigen Drüsen auf der Außenseite der Blätter leicht erreichbar. Deshalb ist Destillation möglich, ein Verfahren, bei dem das frisch gepflückte oder getrocknete Pflanzengut, dicht gepackt in einen Destillierapparat, von Wasserdampf durchdrungen wird. Die Hitze läßt die winzigen Drüsen platzen, das Öl verdunstet und mischt sich mit dem Wasserdampf. Im Kühlungsprozeß wird der Dampf wieder verflüssigt, wobei sich das ätherische Öl vom Wasser trennt. Bei den Myrtaceae-Pflanzen, Eukalyptus und Tea-Tree, müssen in der Regel vor dem Destillieren die Blätter zerquetscht werden.

Aus Zitrusfrüchten lassen sich die Pflanzenöle durch Ausdrücken und Abkratzen der Schale von Hand oder maschinell gewinnen. Bei Pflanzen, deren ätherisches Öl im natürlich abgesonderten Harz enthalten ist, muß bei der Extraktion ein Lösungsmittel eingesetzt werden. Die so gewonnene Masse wird in warmem Alkohol aufgelöst und gefiltert. Dann wird bei geringerer Temperatur der Alkohol entfernt, und das sogenannte Resinoid bleibt übrig: das essentielle Öl mit einem geringen Anteil des Lösungsmittels.

Rosen- oder Orangenblütenabsolue werden auf ähnliche Weise gewonnen; dabei unterscheiden sich chemische Zusammensetzung und Aroma wesentlich von den reinen, aus Destillation gewonnenen ätherischen Ölen der Rose *Rosa centifolia, Rosa damascena* bzw. der Orangenblüte *Neroli*.

Auf dem Weltmarkt für Pflanzenessenzen bilden die Aromatherapeuten nur einen verschwindend kleinen Teil. Hauptverbraucher sind, neben der pharmazeutischen Industrie, die Parfüm- und Lebensmittelhersteller. Leider sind letztere nicht in erster Linie an der Reinheit der Öle, sondern an einem gleichbleibenden Standard interessiert. Ohne Verfälschungen ist der nicht zu erreichen, denn ätherische Öle sind wie Wein – sie haben gute und schlechte Jahre, und entsprechend variieren Duft und Geschmack. Wenn so ein Pflanzenöl nicht den Anforderungen eines Großabnehmers entspricht, kann es durch Beigabe von geringerwertigem Öl, einem einzelnen (natürlichen oder synthetischen) aromatischen Bestandteil oder durch Alkohol auf den gewünschten Standard gebracht werden. Infolgedessen versiegen immer mehr Quellen für reine ätherische Öle, und es ist sehr fraglich, ob das Angebot der für das Jahr 2000 vorausgesagten Nachfrage entsprechen wird.

Pflanzenöle und ihre chemische Zusammensetzung

Essentielle Öle haben eine komplexe Molekularstruktur und können mehrere hundert verschiedene natürliche Chemikalien enthalten. Alkohole, Ester, Ketone, Phenole und Aldehyde sind am häufigsten und wurden schon am genauesten auf ihre Heilkraft untersucht. Ganz allgemein haben hochgradig alkohol- und esterhaltige Öle sanfte Wirkungen und können bedenkenlos verwendet werden. Öle, die in hoher Konzentration Ketone, Phenole und Aldehyde mit ihrer stärkeren Heilkraft enthalten, werden in der Aromatherapie seltener angewandt (siehe Liste B auf S.5), weil sie bei nicht vorschriftsmäßigem Gebrauch nachteilig wirken können; in der Eigentherapie sollten Sie darauf verzichten. Professionelle Aromatherapeuten hingegen können sie in sehr kleinen Mengen verschreiben, wenn bei bestimmten Beschwerden schnelle Erleichterung gewünscht wird.

Viele der anderen Chemikalien in einem ätherischen Öl (einschließlich der immer noch namenlosen) dürften eine entscheidende Rolle bei der Verhinderung von Nebenwirkungen spielen. Das beweist etwa die übliche Praxis, die therapeutischen Elemente eines Pflanzenöls zu isolieren und in Tabletten oder anderer medizinischer Form zu verabreichen. Das Aldehyd Citral im Zitronenöl beispielsweise hat viele wohltuende Wirkungen auf den Körper. Isoliert jedoch ist es eine hochgiftige Substanz, die schwere Hautschäden verursachen kann. Hinweise darauf, daß sämtliche Chemikalien zur Gesamtwirkung, der Synergie, eines Pflanzenöls beitragen, sind einer der Gründe für die Behauptung von Aromatherapeuten, daß synthetische Nachahmungen einfach nicht so heilkräftig und möglicherweise sogar schädlich sein können.

Ätherische Öle und Gesundheitsstörungen

Sie können entweder von den Beschwerden ausgehend senkrecht nach unten ein Symbol suchen und dann in der linken Spalte das entsprechende Öl ablesen, oder Sie finden rechts vom Namen des Öls die Leiden, gegen die es wirkt. Behandlungshinweise S.42-92. Die Symbole in den Kästchen zeigen, aus welchem Pflanzenteil das Öl gewonnen wird (Zeichenerklärung unten rechts). Die erste senkrechte Spalte bezeichnet die Flüchtigkeitsnote (S.16) des jeweiligen ätherischen Öls (Zeichenerklärung unten links).

Öl	Note	Geistige Erschöpfung	Angstzustände	Depression	Schlaflosigkeit	Sexuelle Antriebsschwäche	Kopfschmerz	Halsentzündung	Grippe und Erkältung	Nebenhöhlenentzündung	Bronchitis / Asthma	Ekzem	Akne	Dehnungsstreifen	Herpes simplex	Schweißfuß
Schwarzpfeffer *Piper nigrum*	●								●							
Cajeput *Melaleuca leucadendron*	▲										●		●			
Kreuzkümmel *Carum carvi*	△															
(Atlas-)Zedernholz *Cedrus atlantica*	■							●	●		●		●			
Römische Kamille *Anthemis nobilis*	●		●	●	●		●					●	●			
Muskatellersalbei *Salvia sclarea*	△		●	●	●	●		●								
Zypresse *Cupressus sempervirens*	○						●				●					
Eukalyptus *Eucalyptus globulus*	▲							●	●	●	●				●	
Weihrauch *Boswellia carterii*	■													●		
(Rosen-)Geranie *Pelargonium graveolens*	●		●	●	●				●			●	●	●	●	
Ingwer *Zingiber officinale*	■															
Wacholderbeere *Juniperus communis*	●	●		●		●						●	●			
Lavendel *Lavendula officinalis*	●		●	●	●		●	●	●	●		●	●	●	●	●
Zitrone *Citrus limon*	▲							●	●			●			●	
Mandarine *Citrus reticulate*	▲															
(Süßer) Majoran *Origanum majorana*	●		●		●		●				●					
Echte Melisse *Melissa officinalis*	●		●		●		●									
Myrrhe *Commiphora myrrha*	■													●		
Neroli/Orangenblüte *Citrus aurantium amara*	■		●													
(Bitterorange)/Pomeranze *C. aurantium amara*	▲															
Patchouli *Pogostemon patchouli*	■															
Pfefferminze *Mentha piperita*	△						●	●	●	●						
Petit Grain *Citrus aurantium amara*	▲													●		
Kiefernadel *Pinus sylvestris*	●										●					
Rosmarin *Rosmarinus officinalis*	●	●					●		●							
(Damaszener-)Rose *Rosa centifolia, R. damascena*	■		●	●	●	●										
Sandelholz *Santalum album*	■		●	●	●	●	●				●	●				
Tagetes *Tagetes glandulifera*	■															●
Tea-Tree *Melaleuca alternifolia*	▲							●	●		●					●
Ylang Ylang *Cananga odorata*	■		●	●	●	●										

Symbole: ▲ Kopfnote △ Kopf- bis Herznote ● Herznote ○ Herz bis Basisnote ■ Basisnote

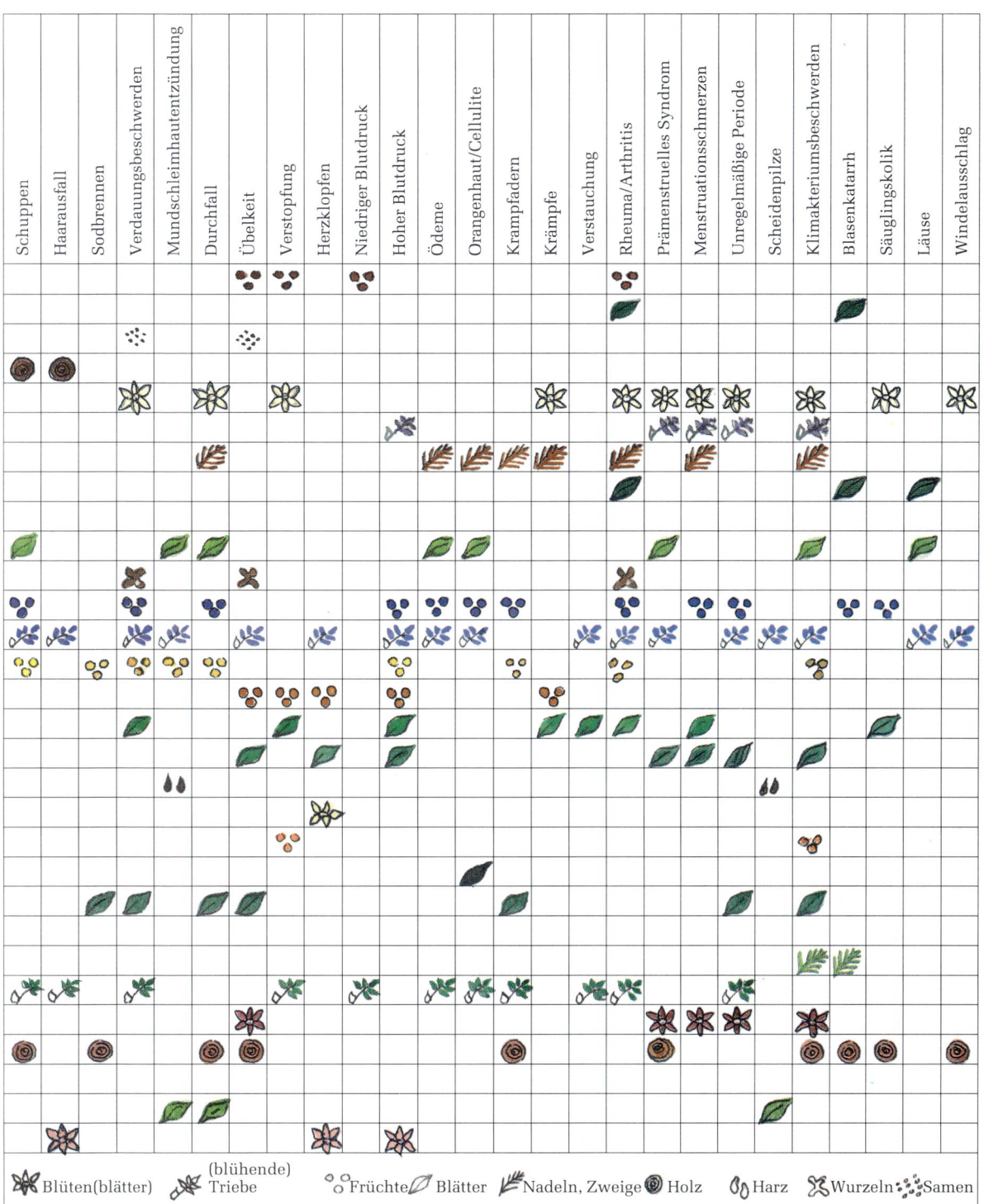

Blüten(blätter) · **(blühende) Triebe** · **Früchte** · **Blätter** · **Nadeln, Zweige** · **Holz** · **Harz** · **Wurzeln** · **Samen**

Wirkungswege und Wirkungsweisen

Ganzheitliche Aromatherapeuten sind überzeugt, daß ätherische Öle auf zwei Hauptwegen in den menschlichen Körper gelangen und so Leib und Seele beeinflussen: über den Geruchssinn und die Haut. Wissenschaftlich muß das noch bewiesen werden, etwa durch Studien über das Riechen und die Wirkung ätherischer Öle auf den Geist. Vermutlich sind sie – inhaliert – Auslöser für Vorgänge im zentralen Nervensystem und können – eingerieben – bis in die Kapillaren und das Zellgewebe vordringen (siehe Zeichnungen gegenüber).

Erfahrungen über die Wirksamkeit ätherischer Öle lassen sich stützen durch Forschungsergebnisse in Mitteleuropa, USA und Australien. Alle Essenzen sind zu einem gewissen Grad antiseptisch, das heißt keimtötend, manche helfen auch gegen Virusinfektionen, wenn alle konventionellen Mittel bereits versagt haben. Viele ätherische Öle können gesunde Zellerneuerung und Zellwachstum anregen und damit das Gleichgewicht zwischen Leib und Seele regulieren und wiederherstellen. Bekannt sind sie auch für ihre streßabbauende und kreislaufanregende Wirkung. All dies, verbunden mit ihrer regenerativen Kraft, stützt die Behauptung, sie könnten das Immunsystem stärken (S.35). Von Fall zu Fall können sie Schmerzen lindern, Schwellungen abbauen, Hautunreinheiten klären und vieles mehr. Näheres ist dem Glossar (S.93) zu entnehmen.

Der wohltuende Einfluß essentieller Öle auf Geist und Seele erweitert noch ihren heilsamen Nutzen. Alle können sie in gewissem Ausmaß Gefühle ausgleichen; individuell unterschiedlich haben sie anregende, aufbauende, entspannende oder andere erwünschte Eigenschaften. Im mentalen Bereich können sie beleben und das Gedächtnis anregen. Interessanterweise ist der mit dem Geruchssinn verbundene Bereich des Gehirns gleichzeitig Sitz der Erinnerung, und Aromen konnten schon erfolgreich in Fällen von Gedächtnisschwund eingesetzt werden.

Flüchtigkeit der Essenzen

Parfümmacher ordnen die ätherischen Öle nach ihrer Flüchtigkeit, also der Geschwindigkeit, mit der sie an der Luft verdunsten. Dementsprechend werden sie mit »Noten« versehen: Kopfnote, Herznote und Basisnote. Dieses Ordnungssystem ist auch für Aromatherapeuten wichtig, weil es eine Verbindung zu geben scheint zwischen dieser Flüchtigkeit und der Wirkung der Öle auf Leib und Seele. So können z.B. Kopfnoten, die am schnellsten »verduften«, die Stimmung heben, Basisnoten dagegen, die sich langsamer entfalten, beruhigen eher. Im Bereich der Herznoten konzentrieren sich die ausgleichenden Effekte auf den Körper.

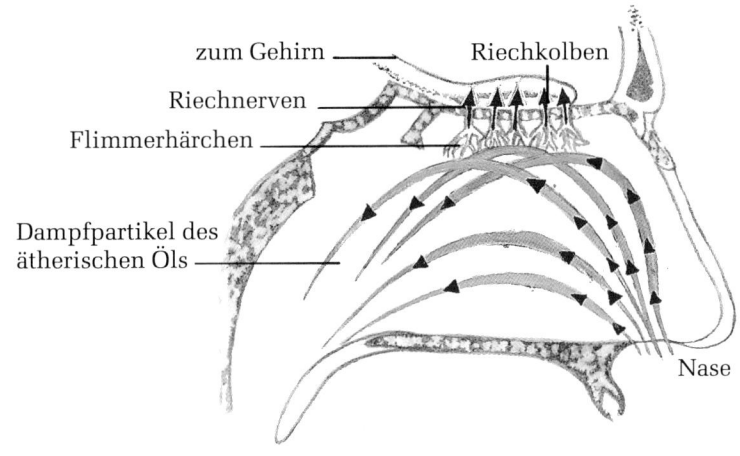

zum Gehirn — Riechkolben

Riechnerven —

Flimmerhärchen —

Dampfpartikel des
ätherischen Öls —

Nase

Ätherische Öle und der Geruchssinn

Beim Inhalieren werden die Essenzpartikel direkt bis zu den Riechnerven im obersten Nasenbereich transportiert. Aus jeder Riechzelle nehmen winzige Flimmerhärchen die Aromainformationen auf und leiten sie über den Riechkolben ins Zentralhirn weiter. Von hier aus werden elektrochemische Botschaften an das Riechzentrum gesandt. Dadurch wird die Ausschüttung von Neurochemikalien ausgelöst, die entweder dämpfende, entspannende, anregende oder wohlig-euphorisierende Wirkung haben. Andere Botschaften gelangen in andere Körperteile, wo die physischen Auswirkungen der Pflanzenessenz zu spüren sind. Die Duftpartikel wandern auch durch die Luftröhre bis in die Lungen.

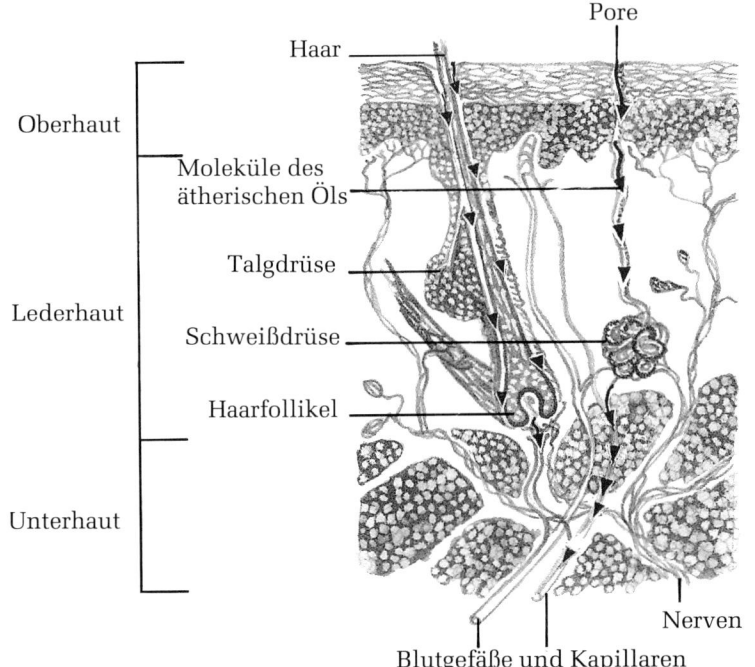

Pore

Haar —

Oberhaut

Moleküle des
ätherischen Öls —

Talgdrüse —

Lederhaut

Schweißdrüse —

Haarfollikel —

Unterhaut

Nerven

Blutgefäße und Kapillaren

Ätherische Öle und die Haut

Wenn sie in einer Trägersubstanz aufgelöst und in die Haut eingerieben oder wenn sie in Wasser aufgelöst werden, gehen winzige Moleküle des ätherischen Öls ganz leicht »unter die Haut«. Durch die Poren und die Haarfollikel dringen sie bis in die feinsten blutführenden Kapillaren. Haben sie den Blutkreislauf erst einmal erreicht, dann werden sie durch den ganzen Körper getragen und durchgefiltert zu den einzelnen Zellen und Körperflüssigkeiten. Auch die Schleimhäute nehmen leicht ätherische Öle auf.

17

Kapitel 2

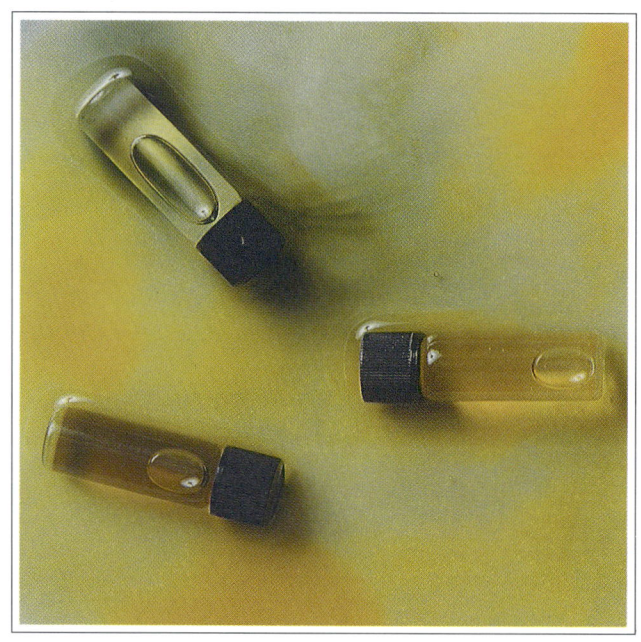

Anwendungen zu Hause

Auf den folgenden Seiten finden Sie klare Anweisungen, wie Sie am besten Öle verdünnen und mischen, außerdem die Beschreibung von Eigenbehandlungen, einschließlich bebilderter Sequenzen zur Partner- oder Selbstmassage, und schließlich einige Hinweise, wann es sich empfiehlt, professionellen Rat zu suchen. Ob Sie Aromatherapie täglich anwenden wollen (S. 34-41) oder ein bestimmtes Leiden behandeln möchten (S. 42-92) – auf jeden Fall sollten Sie folgendes beherzigen und auch den Anfang des 4. Kapitels lesen (S. 43).

Merke

▷ **Benutzen Sie nur die in diesem Buch empfohlenen Öle,** und halten Sie sich an die Mengenangaben und Behandlungsrichtlinien. (Zu möglicherweise schädlichen ätherischen Ölen siehe S.5.)

▷ **Nehmen Sie ätherische Öle nie auf eigene Faust ein.** Gewisse Essenzen können von professionellen Aromatherapeuten, Pflanzenheilkundigen oder Ärzten zur Einnahme verschrieben werden.

▷ **Halten sie ätherische Öle von Kindern fern und wirklich weit außerhalb ihrer Reichweite.** Sollten Sie selbst pure oder verdünnte Essenz ins Auge bekommen haben, spülen Sie sofort mit viel Wasser. Ein paar Tropfen Mandelöl können die verbliebene Essenz verdünnen und die Reizung lindern. (Extraratschläge zur Behandlung von Kindern S.88.)

▷ **Geben Sie unverdünnte ätherische Öle nicht direkt auf die Haut** – allenfalls nach besonderer therapeutischer Anweisung.

▷ Zitrusöle sind und machen lichtempfindlich gegenüber ultravioletter Strahlung und können Hautreaktionen hervorrufen. Bleiben Sie nach einer Behandlung mit Zitrusölen mindestens vier Stunden im Schatten (und fern von anderen ultravioletten Lichtquellen).

▷ **Wenn Sie zu allergischen Reaktionen neigen, sollten Sie vor Beginn jeglicher Aromatherapie den folgenden Test machen:** Verreiben Sie einen Tropfen der Trägersubstanz auf Ihrem Brustbein oder hinter dem Ohr und warten sie zwölf Stunden. Gibt es keine Reaktion, lösen Sie einen Tropfen des ätherischen Öls in einem halben Teelöffel der Trägersubstanz, und verreiben Sie auch diese Mischung auf dem Brustbein oder hinter dem Ohr. Wiederum sollten Sie zwölf Stunden lang eine allergische Reaktion abwarten.

Verdünnen

Pure Pflanzenessenzen sind starke Konzentrate. Ehe man sie auf die Haut bringt, werden sie in der Regel – zur besseren Anwendung und um Hautreaktionen vorzubeugen – in einem Trägeröl oder einer Trägerlotion verdünnt.

Ihrer Haut kommt es zugute, wenn Sie kaltgepreßte Pflanzenöle als Träger wählen, denn sie sind reich an Vitaminen, vor allem B und E, und dringen leicht ein. Trauben-, Distel- und Mandelöl sind leicht in jeder Beziehung. Weizenkeimöl, Oliven- und Avocadoöl sind dickflüssiger, gut bei trockener Haut und werden oft mit leichteren Ölen gemischt. Aufgeschlossenes Calendulaöl, das durch Ziehenlassen der Ringelblumenblüten in einer Trägersubstanz gewonnen wird, ist unschätzbar bei Hautproblemen. Jojoba, ein flüssiges Wachs, eignet sich für alle Hauttypen (es kann bis auf 300 Grad erhitzt werden und wird niemals ranzig). Trägerlotion macht man aus Ölemulsion und Wasser. Weil sie nicht fettet, ist sie ideal zur Selbstbehandlung. (Bezugsadressen für hochwertige Trägersubstanzen S. 93)

Die Grundschritte

An anderer Stelle in diesem Buch werden spezielle Anweisungen zur Herstellung bestimmter Heilmittel gegeben; beim Experimentieren für Ihre eigenen Mischungen sollten Sie sich an folgendes Grundrezept halten.

Ätherisches Öl	in	Trägeröl / Trägerlotion
20 Tropfen	in	60 ml
10 Tropfen	in	30 ml
5 Tropfen	in	15 ml
4 Tropfen	in	2 Teelöffel

▷ *Wenn Sie eine Mischung für mehrfachen Gebrauch herstellen wollen, nehmen Sie entweder ein 30-ml- oder 60-ml-Fläschchen mit Schraubdeckel; bei Mengen von 15 ml (2,5 Teelöffel) oder weniger nehmen Sie zum Verdünnen einen Eierbecher.*
▷ *Sie füllen die abgemessene Menge der Trägersubstanz in den Behälter,*
▷ *fügen die entsprechenden Tropfen ätherischen Öls hinzu,*
▷ *schließen den Flaschendeckel fest, schütteln kräftig und etikettieren den Inhalt eindeutig.*

Mischen

Ätherische Öle sind Synergisten, das heißt, sie ergänzen und verstärken sich wechselseitig in der Wirkung. Deshalb werden für optimale therapeutische Ergebnisse in der Regel zwei bis vier Essenzen gemischt. Um Ihre individuelle Mischung herzustellen, suchen Sie sich jene Öle, die Ihren körperlichen und emotionalen Bedürfnissen am meisten entsprechen (vgl. Tabelle S.14/15), wobei Sie wiederum die bevorzugen, deren Duft Ihnen am liebsten ist. Dann geben Sie 20 Tropfen von jedem Öl in ein braunes 10-ml-Tropffläschchen, schütteln es gut durch und beschriften deutlich das Etikett. Mehr als fünf Essenzen sollten Sie keinesfalls mischen, weil das die Synergiekräfte beeinträchtigen würde.

Inhalationen

Das Inhalieren ätherischer Öle kann schnell Erleichterung bringen bei streßbedingten und Atmungsproblemen. *Vorsicht:* Schließen Sie die Augen beim Inhalieren.

▷ Zur Sofortwirkung träufeln Sie insgesamt sechs bis acht Tropfen Ihrer Mischung auf ein Tuch und atmen dreimal tief ein.

▷ Geben Sie drei bis vier Tropfen einer Essenz oder Mischung in eine Schüssel mit heißem Wasser. Decken Sie ein Handtuch über den Kopf, lehnen Sie sich über die Schüssel, und atmen Sie mehrfach tief durch. *Vorsicht:* Verzichten Sie auf diese Methode, wenn Sie an Asthma leiden, da der konzentrierte Dampf Erstickungsanfälle verursachen kann.

Bäder

Ätherische Öle im Badewasser helfen gegen vielerlei Beschwerden. Die Essenz löst sich nicht leicht, verteilt sich aber gut beim Umrühren. Für ein warmes Bad genügen sechs bis acht Tropfen einer Essenz oder Mischung. Sehr heißes Wasser läßt das Öl allzuschnell verdunsten. Bei trockener Haut können Sie die Essenz zuvor in zwei Teelöffeln Trägeröl verdünnen. Zur optimalen Wirkung sollten Sie zehn bis zwanzig Minuten im Wasser bleiben.

Mundspülungen und Gurgelwasser

Bei Mundschleimhautentzündung bringen Spülungen und Gurgelwasser Erleichterung. Drei Tropfen Essenz auf ein Glas Wasser werden vor jedem Schluck gut umgerührt. Spülen oder gurgeln Sie mit der Flüssigkeit, ehe Sie sie wieder ausspucken.

Einreibungen

Zur Behandlung vieler Hautprobleme und als Alternative zur Massage wird die in der Trägersubstanz verdünnte Essenz auf der betreffenden Stelle kräftig eingerieben– bei trockener Haut in Öl, sonst in nichtfettender Lotion.

Kompressen

Eine Kompresse mit ätherischem Öl kann Schmerzen, Verstauchungen und Schwellungen lindern. Menge, Verdünnung und Größe des sauberen Leinen- oder Baumwollstoffs richten sich nach dem Leiden: z.B. zwei Tropfen in einem Eierbecher voll Wasser für einen entzündeten Finger oder acht Tropfen in einer mittelgroßen Schüssel für einen verstauchten Fuß. Nehmen Sie heißes Wasser gegen Muskelschmerzen und kaltes gegen Verrenkungen oder Kopfschmerz. Tauchen Sie den Stoff ein, drücken Sie ihn leicht aus und legen Sie ihn dann auf die betroffene Stelle. Halten Sie heiße Kompressen warm, und lassen Sie sie mindestens zwei Stunden wirken.

Massagen

In der Aromatherapie wird Massage sowohl als Transportmittel als auch zur Verstärkung der Heilwirkung genutzt. Massage an sich entspannt die Muskeln, läßt Blut und Lymphe freier fließen und besänftigt die Psyche. Wenn diese Wohltaten sich mit den Heilkräften ätherischer Öle verbinden, sind außergewöhnliche Erfolge zu erwarten. Auf der physiologischen Ebene kann eine Aromatherapiemassage Energien verstärken, streßbedingte Symptome verringern, Schmerzen lindern und dazu noch Ihre Haut verbessern. Sie kann auch das geistig-seelische Gleichgewicht wiederherstellen, indem sie negative Gefühle wie Angst, Zorn, Kummer oder Frust abbaut.

Vorbereitung einer Behandlung

Der Raum, in dem Sie die Massage bekommen oder geben, sollte angenehm warm sein. Am besten benutzen Sie einen normalhohen Tisch mit Polsterauflage oder eine echte Massagebank. Die Alternative ist der Fußboden, sofern Sie sich durch Sitzen oder Knien nicht in Ihrer Bewegung eingeschränkt fühlen. Zur Ölmischung sollten Sie sich an das Rezept auf S.20 halten, weitere Ideen zu Kombinationen für jeden Tag auf S.41.

Ehe Sie eine Massage geben, sollten Sie ein paar Augenblicke lang tief durchatmen und versuchen, alle inneren Anspannungen zu lockern. Die Berührung durch fähige, fürsorgliche Hände ist an sich schon Heilung; wenn Sie selbst ruhig sind, Zuneigung und Anteilnahme vermitteln können, dann nutzen diese positiven Energien dem Empfänger zusätzlich. Außerdem liegt es in der Wechselwirkung von Massage, daß Sie als Geber ebensoviel Vergnügen empfinden werden wie der Empfänger.

Wenn Sie sich ganz entspannt haben, schütten Sie etwas von der vorbereiteten Ölmischung in Ihre Handflächen und reiben sie kurz aneinander, um sie zu wärmen und das Öl gleichmäßig zu verteilen. Vergessen Sie nicht, daß die Haut sehr unterschiedlich »durstig« ist. Meist sollte ein halber Teelöffel Massageöl für einen Durchschnittsrücken genügen, gelegentlich werden Sie aber auch das Doppelte brauchen. Konzentrieren Sie sich darauf, mit der ganzen Handfläche und nicht nur mit den Fingern zu arbeiten, und achten Sie auf kurze Nägel, weil Sie gelegentlich die Fingerkuppen einsetzen müssen. Decken Sie die nicht zu behandelnden Körperteile zu, damit Ihr Partner oder Ihre Partnerin nicht zuviel Wärme verliert. Der Einfachheit halber gehen wir im Text ab S. 24 von Masseur und Partnerin aus – Rollentausch ist erwünscht.

Wenn Sie niemand haben, der Sie massiert, können Sie sich mit den Grundgriffen auch selbst behandeln und damit Lockerung und Erleichterung etwa bei Schulterverspannungen oder bei Krampfadern verschaffen. Es ist ganz einfach, an sich selbst die Verspannungsknötchen ausfindig zu machen und den richtigen Druck auszuüben, obwohl Sie natürlich in Ihrer Reichweite eingeschränkt sind.

GRUNDGRIFFE

Für eine Aromatherapiemassage müssen Sie eigentlich nur drei Grundgriffe lernen: Streichen/Effleurage, Kneten und Reiben/ Friktion. Dazu eventuell einige Variationen zu den Druckpunkten und zur Unterstützung von Lymphdrainage. Ungeeignet sind alle harten oder Stakkatogriffe. Zur allgemeinen Entspannung eignet sich Effleurage am besten. Gegen Muskelverspannungen ist eine Kombination aus allen drei Griffen angezeigt.

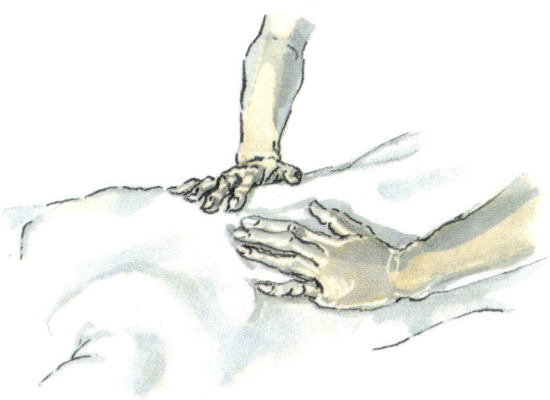

Effleurage/Streichen

Das weiträumige, glatte Streichen empfiehlt sich zu Beginn und Ende jeder Behandlung sowie als Zwischenschritt bei jedem Wechsel der Methode. Der auszuübende Druck hängt ab von der Arbeitsrichtung: tiefergehender, gleichmäßiger Druck in Richtung auf das Herz zu, um den Blutkreislauf auf seinem Rückweg zu unterstützen; leicht gleitendes Streichen vom Herzen weg und um das Massageöl gleichmäßig zu verteilen.

Kneten

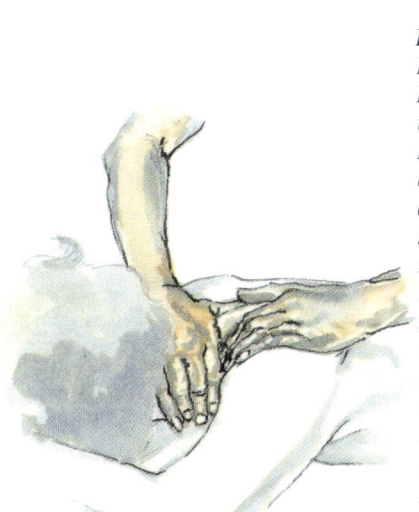

Dieser Griff eignet sich zum Lösen von Muskelverspannung und zur Anregung des Kreislaufs. Dazu werden entweder die ganze Handfläche oder alle zehn Fingerkuppen eingesetzt. Beide Hände arbeiten rhythmisch zusammen, nehmen abwechselnd den verspannten Muskel auf und drücken ihn vorsichtig, ohne dabei den ständigen Hautkontakt aufzugeben. Aus diesem Loslassen und Wiederaufnehmen wird eine knetende Bewegung, wobei eine Variante im Einsatz der zur lockeren Faust gebeugten Finger besteht (S.29).

Friktion/Reiben

*Mit diesem Griff kann man in tieferliegendes Muskelgewebe vordringen, indem man Handballen oder Fingerkuppen einsetzt. Daumendruck ist oft am wirkungsvollsten beim Lösen von Muskelknoten. Dabei ist kreisender Druck auf der Stelle ebenso möglich wie eine weiter und enger werdende Spiralbewegung. **Vorsicht:** Niemals bei Ischiasschmerzen anwenden, weil dieser Griff den Nerv noch mehr reizen kann.*

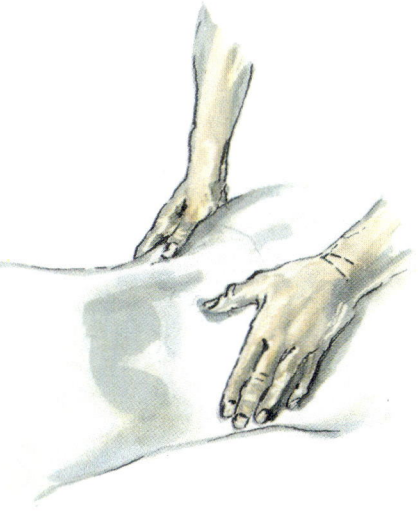

GEGENSEITIGE MASSAGE

Schultern und Rücken

Diese Sequenz eignet sich zur Behandlung von Kopf- und Schulterschmerzen und zur allgemeinen Entspannung. Kräftiger Daumendruck **(b)** auf die verhärteten Knoten in Schulter und Nacken löst lokale Verspannungen ebenso wie generelle Verkrampfung.

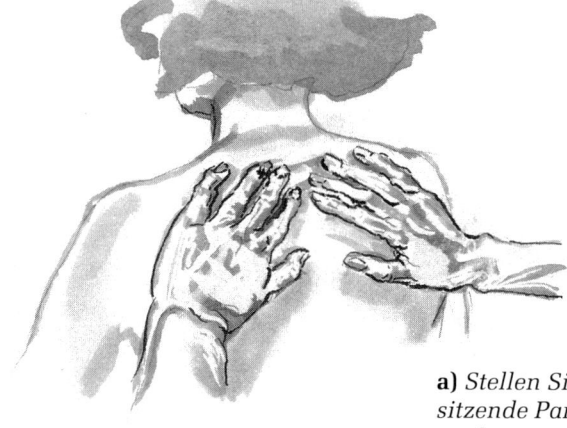

a) *Stellen Sie sich hinter Ihre sitzende Partnerin – ein Fuß nach vorn zeigend, der andere im rechten Winkel direkt dahinter. Beginnen Sie mit beidhändigem festem Streichen. Arbeiten Sie vom unteren Ende der Schulterblätter auf beiden Seiten der Wirbelsäule aufwärts bis zum Nacken. Bewegen Sie die Hände auf Schulterhöhe auseinander, und führen Sie sie ganz leicht zum Anfang zurück. Wiederholen Sie das Ganze mehrfach.*

b) *Stellen Sie sich im rechten Winkel seitlich neben Ihre Partnern. Spüren Sie mit Ihren Daumen die Verhärtungen in ihrer Schulter auf und arbeiten Sie mit der ganzen Länge der Daumenkuppen. Sie sollten gerade soviel Druck ausüben, daß ihre Schmerzgrenze erreicht, aber nicht überschritten wird. Schlimmere Knoten können Sie einige Sekunden lang mit kreisendem Daumendruck bearbeiten.*

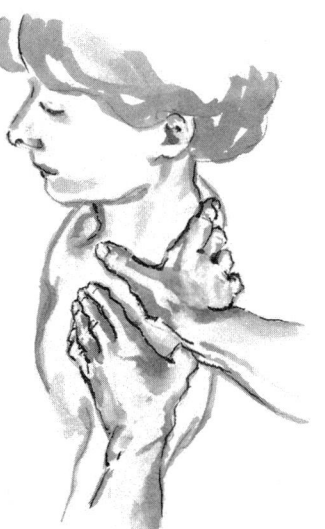

c) *Legen Sie Ihre linke Hand L-förmig auf die Schulter Ihrer Partnerin und bewegen Sie sie langsam unter gleichmäßig festem Druck schulteraufwärts. Wiederholen Sie das abwechselnd mit beiden Händen. Legen Sie eine Hand an den Halsansatz, und führen Sie sie unter leichtem Drücken aufwärts bis zum Haaransatz. Mit zartem Streichen zurück zum Ausgangspunkt und alles mehrfach wiederholen. Wandern Sie dann mit den Händen über den Rücken zur anderen Seite und wiederholen Sie dort* **b)** *und* **c)**. *Zum Abschluß stellen Sie sich wieder hinter Ihre Partnerin und wiederholen ein paarmal Phase* **a).**

Rückenmassage

Diese Sequenz entspannt den ganzen Körper, wenn sie sachte und ohne die Hände abzuheben ausgeführt wird. Daumendruck beiderseits der Wirbelsäule **(b)** im oberen Bereich hilft bei Atemschwierigkeiten. Derselbe Griff im unteren Wirbelsäulenbereich wirkt gegen Verstopfung und Menstruationsschmerzen. Gleichmäßiger Druck mit den Handflächen unterstützt die Lymphdrainage.

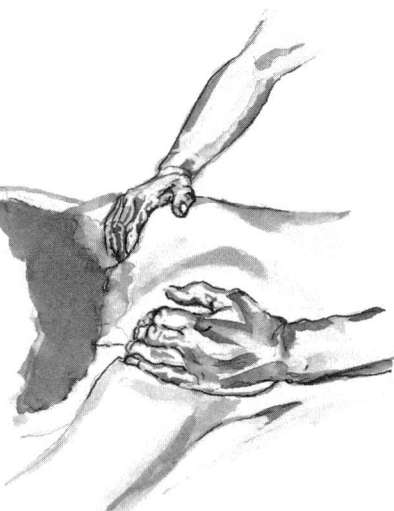

a) Legen Sie Ihre Hände (wie auf S.23 gezeigt) ganz locker unten links und rechts der Wirbelsäule auf, arbeiten Sie den Rücken aufwärts, und setzen Sie den Druck Ihres Körpergewichts dabei ein. Führen Sie die Hände rund um die Schultern (linkes Bild) und dann ganz sachte seitlich am Körper zurück nach unten. Mehrfach wiederholen, ehe Sie mit dem Kneten der Schulter (S.23) beginnen. Bearbeiten Sie die Schultern nacheinander, und wiederholen Sie das Ganze.

b) Legen Sie Ihre Hände in Taillenhöhe auf, die Daumenkuppen in den Vertiefungen beiderseits der Wirbelsäule, die Finger locker und leicht gespreizt. Sie schieben die Daumen mit stetem Druck etwa 5 cm nach oben, lassen locker und führen sie ohne Druck wieder 2,5 cm zurück. So arbeiten Sie sich bis zum Nacken vor. Dann gleiten die Hände sachte ans untere Ende der Wirbelsäule. Wiederholen Sie das Ganze, und schließen Sie ab mit a).

c) Legen Sie eine Hand am unteren Ende der Wirbelsäule flach über eine Rückenseite, üben Sie kräftig Druck mit der ganzen Handfläche aus, und arbeiten Sie aufwärts bis zu den Schultern. Setzen Sie auch die andere Hand ein, und wiederholen Sie das mehrfach. Arbeiten Sie in derselben Weise auf der anderen Rückenhälfte, und wiederholen Sie alles auf beiden Seiten mehrmals. Zum Abschluß die Phase a).

d) Legen Sie Ihre Hände, Fingerspitzen Richtung Kopf, links und rechts der Wirbelsäule auf. Sie arbeiten unter stetem Druck vom unteren Ende bis auf Brustkorbhöhe, drehen da die Fingerspitzen nach außen und die Hände auseinander, bis sie seitlich liegen, dann kehren Sie sachte zum Ausgangspunkt zurück. Wiederholen Sie das Ganze in Taillen- und Hüfthöhe, und schließen Sie ab mit mehrfacher Wiederholung der ersten Phase von a).

Bein-, Fuß- und Armmassage

Regelmäßige Beinmassage kann langfristige Erleichterung bei Krämpfen bringen. Kräftiges Aufwärtsstreichen **a)** und **b)** regt den Blut- und Lymphkreislauf an und kann Krampfadern verhindern; Massage um die Kniescheibe kann Schmerzen lindern. Fußmassage **d)** und **e)** erwärmt den ganzen Körper und ist in Verbindung mit Beinmassage ganz ausgezeichnet bei schwachem Kreislauf. Den Armen nützt kräftiges Aufwärtsstreichen **f)** und **g)**. Die Handmassage entspricht den Phasen **d)** und **e)**.

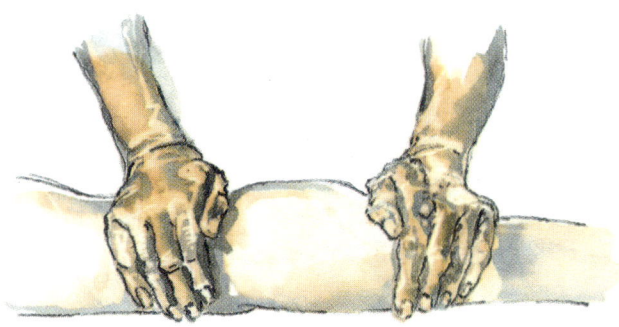

a) *Am Knöchel beginnend streichen Sie erst mit einer, dann mit der anderen Hand das Bein aufwärts und führen diese Wechselbewegung eine Weile lang fort. Bei Krampfadern in den Waden beginnen Sie in der Kniekehle und arbeiten in Richtung Oberschenkel. Erst nach mehrfacher Wiederholung streichen Sie dann vom Knöchel ausgehend Richtung Knie und wiederholen auch dies mehrmals.*

b) *Sie heben einen Fuß ihrer Partnerin und knicken das Bein im Knie rechtwinklig ab. Mit der freien Handfläche streichen Sie kräftig von der Ferse bis zur Kniekehle und leicht wieder zurück. Das Ganze wiederholen Sie mehrfach. Wenn Sie auch die Füße behandeln, folgen nun **d)** und **e)**, bevor Sie mit **a)** und **b)** zum anderen Bein übergehen.*

c) *Hierbei liegt Ihre Partnerin auf dem Rücken, und Sie beginnen wie bei **a)** mit abwechselndem Streichen beinaufwärts. Dann legen Sie Ihre Hände auf beide Seiten des Knies und üben mit kreisenden Daumenkuppen sanften Druck rund um die Kniescheibe aus. Wenn Fußmassage eingeschlossen ist, führen Sie anschließend die Hände an den Knöchel und bearbeiten den Fußrücken mit dem »Sandwichgriff« **d)**. Auf diese Weise wird das andere Bein behandelt.*

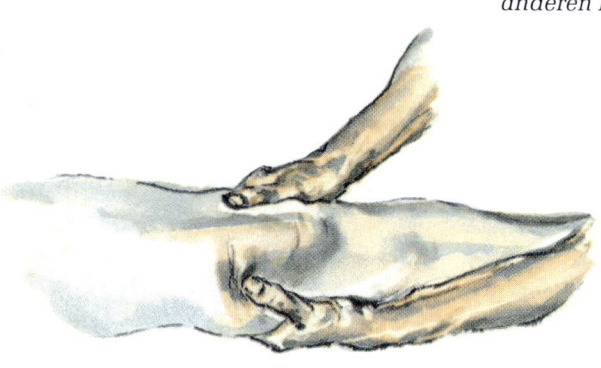

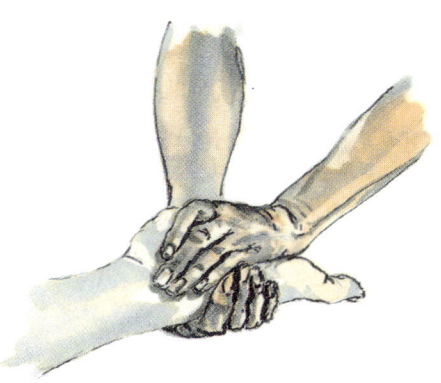

d) *In dieser Phase sollte Ihre Partnerin auf dem Bauch liegen. Sie nehmen einen Fuß so zwischen Ihre Hände, daß Ihre obere Handfläche im Fußgewölbe ruht. Unter stetigem Druck ziehen Sie langsam beide Hände vor zu den Zehenspitzen. Den Füßen bekommt starker Druck sehr gut, und dieser »Sandwichgriff« vermittelt in Verbindung mit Beinmassage ein wunderbares Gefühl der Ganzheit und Geborgenheit.*

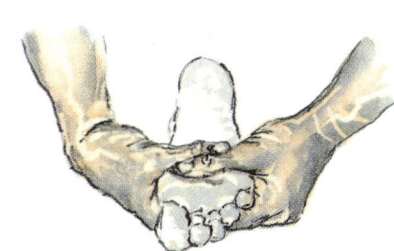

e) *Halten Sie den Fuß so, daß Ihre Daumen parallel direkt quer hinter den Zehen liegen. Dann ziehen Sie beide Daumen seitlich auseinander und schieben sie vorwärts wieder zusammen. Mit dieser fortlaufenden Zickzackbewegung arbeiten Sie sich allmählich bis zur Ferse vor. Auf dem Rückweg zu den Zehen halten Sie die Daumen beisammen und üben kräftigen Druck aus. Das Ganze wiederholen Sie mehrfach, ehe Sie auch den anderen Fuß mit **d)** und **e)** behandeln.*

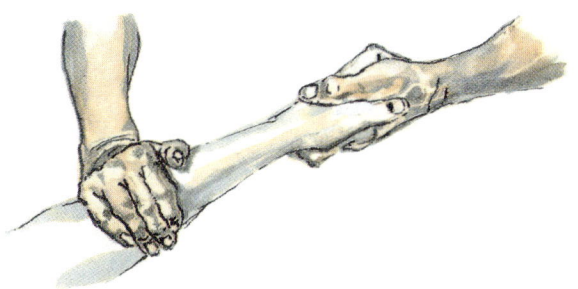

f) *Halten Sie eine Hand Ihrer Partnerin wie zum Händeschütteln, und heben Sie den ganzen Arm locker bis in Ellbogenhöhe. Ihre freie Handfläche legen Sie sachte oberhalb des Handgelenks auf und fassen mit geschlossenen Fingern möglichst weit um den Arm. Unter kräftigem Druck gleitet Ihre Hand bis in die Armbeuge oder bis zur Schulter, dann kehrt sie mit ganz leichtem Druck auf der Armunterseite über den Ellbogen zum Handgelenk zurück. Mehrmals wiederholen.*

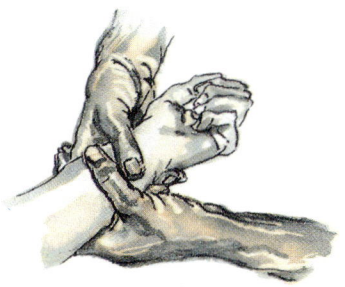

g) *Legen Sie beide Daumen quer über die Innenseite des Handgelenks, und üben Sie mit weit kreisenden Daumenkuppen Druck aus. Dann wiederholen Sie Phase **f)**. Zum Abschluß lockern Sie den Haltegriff, umfassen das ganze Handgelenk und streichen mit dem »Sandwichgriff« wie bei **d)** kräftig und langsam bis zu den Fingerspitzen. Wiederholen Sie **f)** und **g)** beim anderen Arm und schließen Sie ab mit der Handvariante von **d)**.*

Gesichts- und Kopfmassage

Diese Sequenz fördert generell tiefe Entspannung, wobei zartes Streichen über die Stirn Streßverspannungen und Kopfweh lindert, Druck entlang der Nase und den Wangenknochen Erleichterung bringt bei verstopfter Nase und Nebenhöhlenentzündung und eine Massage der Kopfhaut die dortige Durchblutung anregt.

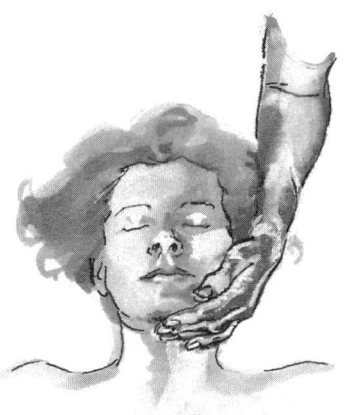

a) *Streichen Sie abwechselnd mit beiden Händen erst auf der einen, dann auf der anderen Gesichtshälfte vom Kinn zur Stirn. Nach mehrmaligem Wiederholen lassen Sie eine Handfläche einen Moment lang quer über der Stirn Ihrer Partnerin ruhen.*

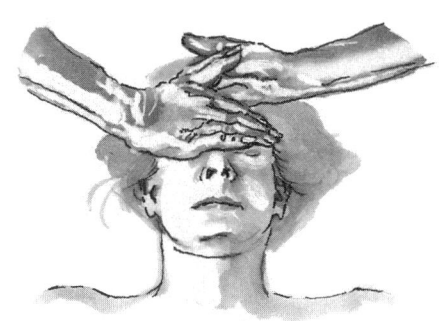

b) *Sie streichen mehrmals mit beiden Handflächen abwechselnd über die Stirn. Dann legen Sie Ihre jeweils drei mittleren Fingerkuppen auf die Stirn zwischen den Augen, führen sie sachte über den Augenbrauen auseinander bis um die Augenwinkel und benutzen für den Rückweg zur Nase unter den Augen nur noch die Ringfinger.*

c) *Sie lassen Ihre Daumen auf der Stirn Ihrer Partnerin ruhen. Mit den drei mittleren Fingern jeder Hand drücken Sie kräftig erst seitlich gegen die Nase, dann oben entlang der Wangenknochen bis hin zu den Schläfen. Ohne die Daumen zu verschieben, kehren Sie über den Mittelbereich der Wangenknochen zur Nase zurück.*

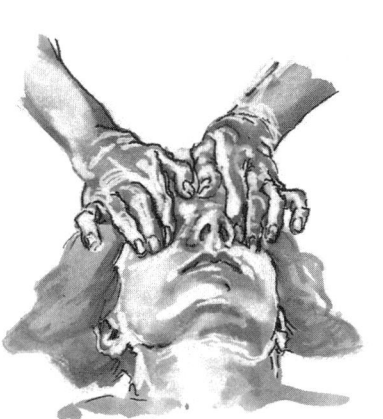

d) *Sie legen Ihre beiden weit gespreizten Hände auf den Kopf Ihrer Partnerin und bewegen mit leichtem Druck und langsam-nachhaltigem Kreisen auf der Stelle nur die Kopfhaut über den Schädelknochen. Gelegentlich halten Sie inne, suchen sich die nächste Stelle und bearbeiten so nach und nach die gesamte Kopfhaut.*

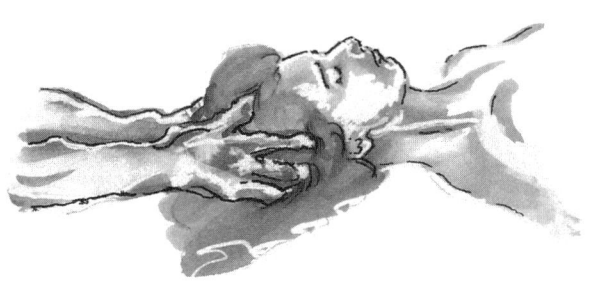

Oberkörper- und Bauchmassage

Das Arbeiten mit den Fingerknöcheln **b)** und **c)** wirkt kreislaufanregend, entspannt die Schultermuskeln und erleichtert bei Bronchialbeschwerden. Kreisender Druck im Bauchbereich **d)** und **e)** kann Verdauungsprobleme lindern und hilft als **e)** auch gegen schmerzhafte und unregelmäßige Menstruation.

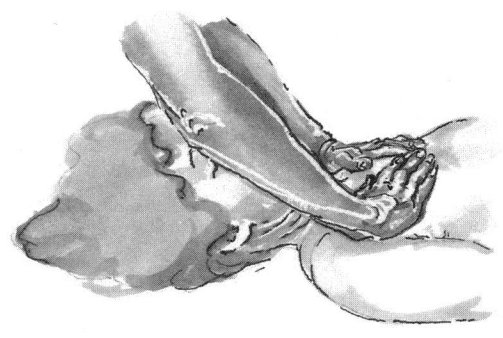

a) *Sie legen beide Hände flach auf den Brustkorb, direkt unterhalb des Halsansatzes, ziehen sie langsam und kräftig auseinander, bis jede Handfläche seitlich direkt über der Achsel ruht. Sie arbeiten rund um Arme und Schultern bis in den Nacken und kehren dann mit leichtem Druck zum Brustkorb zurück. Mehrfach wiederholen. Gegen Sodbrennen (S.64) massieren Sie mit kreisenden Handballen über die schmerzende Stelle.*

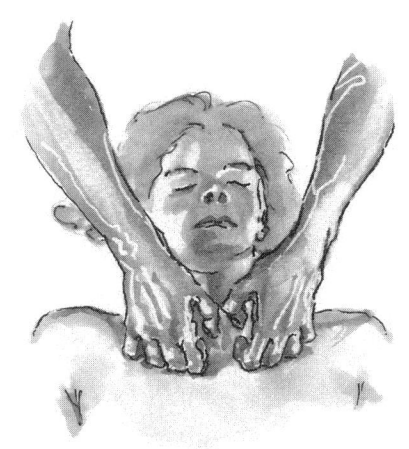

b) *Sie beugen Ihre Finger nach innen und führen diese lockeren Fäuste langsam von der oberen Brustkorbmitte nach außen zu den Achseln. Dabei bewegen Sie allmählich die Fingerknöchel einzeln vor und zurück, später kreuz und quer über den Brustkorb. Ohne Druck auszuüben streichen Sie dann glatt mit den Händen zur Brustmitte zurück. Mehrfach wiederholen.*

c) *Beugen Sie die Finger wie bei **b)**, aber legen Sie diesmal die Fäuste unter die Schultermuskeln, drücken Sie kräftig, und ziehen Sie nach oben-innen, während Sie wieder mit den Fingerknöcheln »krabbeln«. Diese Bewegung führen Sie am ganzen Muskel entlang bis hin zum Nacken und hinauf bis zur Schädelbasis aus. Dann kehren Sie glatt und ohne Druck zum unteren Teil der Schulter zurück. Mehrmals wiederholen.*

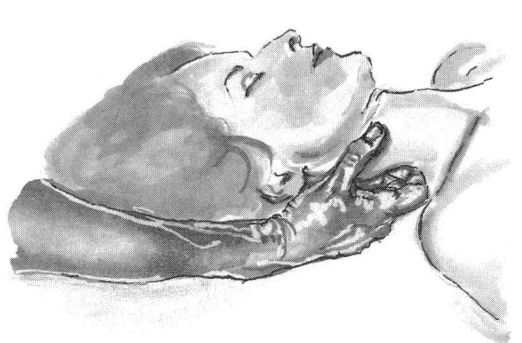

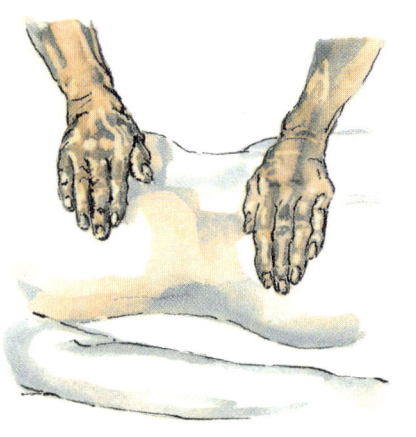

d) *Sie legen eine Handfläche auf den Solarplexus, den weichen Bereich direkt unterhalb des Brustbeins. Mit der anderen Handfläche massieren Sie im Uhrzeiger- und im Verdauungssinn in großen sanften Kreisen rund um den Nabel. Sie beginnen rechts vom Schambein und arbeiten sich auf dieser Seite nach oben, dann geht es direkt unterhalb der ruhenden Hand quer über den Magen und auf der anderen Seite wieder abwärts zurück zum Ausgangspunkt. Gegen Magenverstimmung massieren Sie mit der Handfläche in kleinen Kreisen, wo immer die Beschwerden spürbar sind.*

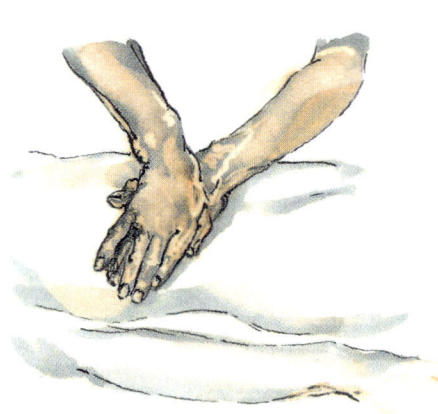

e) *Zur stärkeren Wirkung legen Sie beide Hände übereinander, lassen die Finger ganz entspannt und bearbeiten dieselbe Route unter gleichbleibend festem Druck der Handflächen mit kleinen kreisförmigen Bewegungen im Uhrzeigersinn. Wenn Sie darauf achten, daß Sie mit der ganzen Handfläche massieren und jeweils in der oberen Hälfte der Kreisbewegung fest, aber nicht schwer drücken, dann wird es Ihrer Partnerin nutzen, ohne sie zu belästigen.*

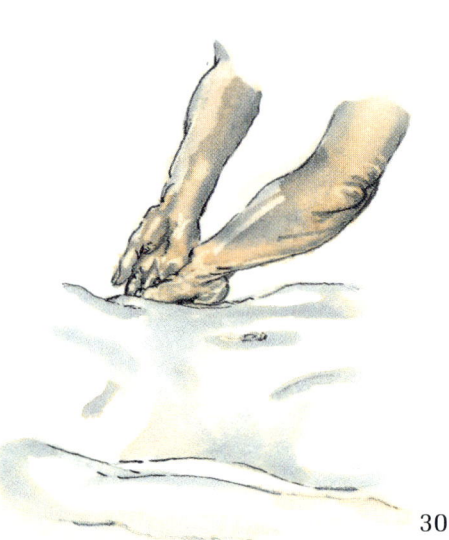

f) *Beginnen Sie in Hüfthöhe auf der Ihnen abgewandten Körperseite Ihrer Partnerin, abwechselnd mit beiden Handflächen den Körper zur Mitte hin zu heben; arbeiten Sie weiter bis zur Höhe des Brustkorbs und wiederholen Sie alles mehrmals. Massieren Sie in gleicher Weise auch die Ihnen näherliegende seitliche Bauchpartie zunächst mit einer, dann abwechselnd mit der zweiten Handfläche, wiederum bis hinauf zum Brustkorb, und wiederholen Sie alles mehrfach.*

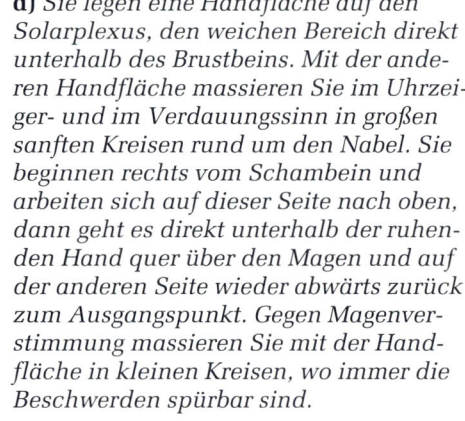

EIGENMASSAGE
Ganzkörpermassage

Wenn niemand in der Nähe ist, um Sie zu massieren, können Sie sich mit der folgenden Sequenz auch selbst helfen und allgemein entspannen. Massage des Brustkorbs **e)** ist gut bei Bronchialbeschwerden, die Beinbehandlung **g)** ausgezeichnet gegen Krampfadern.

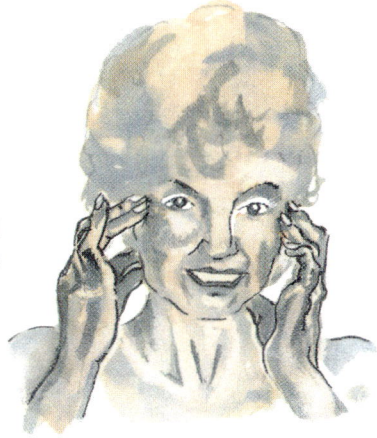

a) *Sie halten Ihre Hände senkrecht und legen jeweils die drei mittleren Fingerkuppen auf die Augenbrauen zwischen den Augen. Unter ganz leichtem Druck bewegen Sie Ihre Hände über die Brauen auseinander zu den Augenwinkeln hin, wo Sie mit sanft kreisenden Bewegungen die äußeren Augenhöhlen massieren. Sie können diese Massage bis zu den Schläfen (linkes Bild) ausdehnen, wenn es Ihnen gut tut. Mit dem Ringfinger allein streichen Sie dann unterhalb der Augen zurück zur Nase, kehren zur Stirn zurück und beginnen von vorn.*

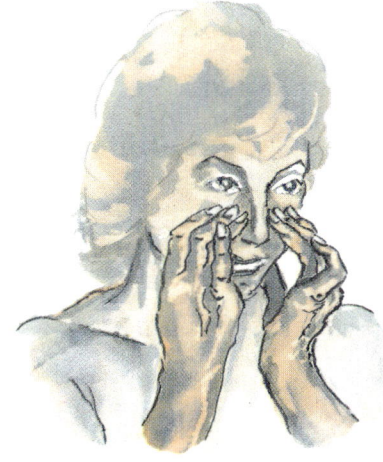

b) *Während Ihre Daumen den Kieferknochen halten, drücken Sie mit den Fingerkuppen an der Oberseite des Wangenbeins entlang bis zu den Schläfen und kehren ohne Druck zum Ausgangspunkt zurück. Dieselbe Massage wiederholen Sie im Mittelbereich der Wangenknochen. Gegen Kopfschmerz und streßbedingte Verspannungen bearbeiten Sie Ihre Kopfhaut wie unter **d)** auf S.28 beschrieben.*

c) *Legen Sie eine Hand sachte auf die gegenüberliegende Schulter, Handfläche auf dem Schlüsselbein, Finger auf dem Schultermuskel. Bewegen Sie Ihre Hand kräftig auf der Schulter entlang bis zum Nacken. Massieren Sie den Hals aufwärts bis hinter die Ohren, kehren Sie ohne Druck zur Außenschulter zurück und wiederholen Sie alles mehrfach.*

d) *Spüren Sie mit den Fingern schmerzhafte Stellen im Muskelgewebe Ihrer Schulter auf, massieren Sie mit kräftig kreisendem Druck alle Verspannungsknötchen, aber überschreiten Sie dabei nicht die eigene Schmerzgrenze. Arbeiten Sie mit geschlossenen Fingern und nicht mit den Fingerspitzen, sondern den Kuppen. Schließen Sie ab mit **c)**, und behandeln Sie dann die andere Schulter.*

e) *Sie legen die Handfläche flach auf die Brust und beschreiben unter kräftigem Druck weite Kreise im Uhrzeigersinn. Mit den Fingerkuppen arbeiten Sie sich zum Nacken und bis hinter die Ohren vor. Gegen Sodbrennen legen Sie die drei mittleren Fingerkuppen auf die schmerzende Stelle und bewegen die Haut über dem Knochen, ohne die Finger zu verschieben. Bei Menstruationsschmerzen und gegen Verdauungsbeschwerden hilft Ihnen die Bauchmassage* **d)** *auf S.30.*

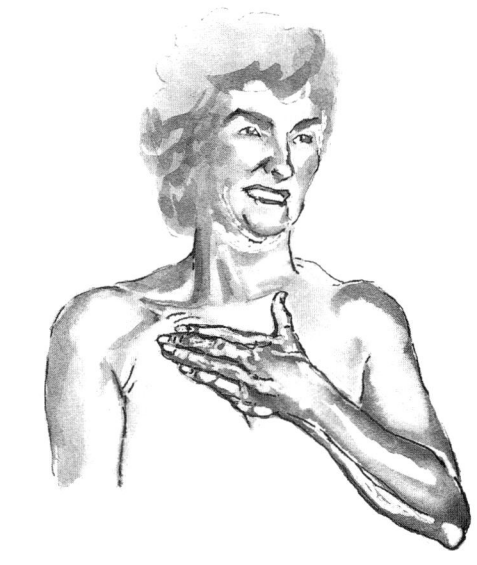

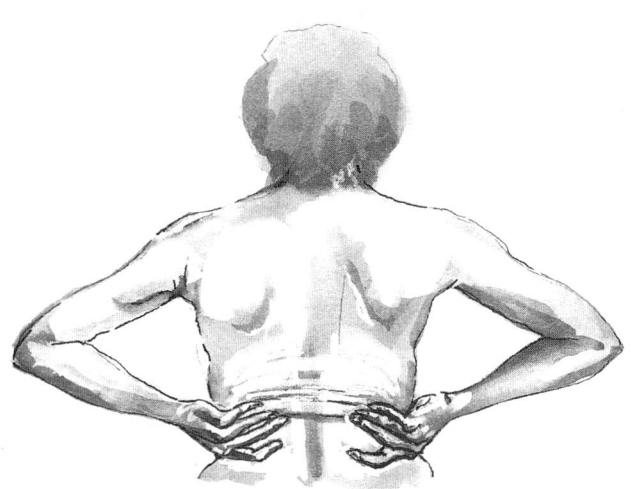

f) *Setzen Sie sich hin, und stützen Sie die Hände, Daumen nach vorn, in die Taille. Massieren Sie mit den Fingerkuppen in kleinen Kreisbewegungen das Muskelgewebe links und rechts der Wirbelsäule, notfalls seitlich bis ganz nach außen. Bei Ischiasschmerzen im unteren Rückenbereich sollten Sie versuchen, die dazugehörigen Druckpunkte direkt unter den Hüftknochen zu finden und dort zu massieren, bis der Schmerz verschwindet. Vorsicht: Bei Ischiasschmerzen sind nur sanfte Griffe erlaubt! Ausnahme: diese Druckpunkte.*

g) *Sie umfassen Ihr Bein am Knöchel mit beiden Händen, Finger unten, Daumen nach oben, streichen kräftig aufwärts bis zum Knie und sachte wieder zurück zum Fuß. Setzen Sie die Behandlung vom Knie zum Oberschenkel in gleicher Weise fort. Vorsicht: Massieren Sie die Beine nicht abwärts, das schadet dem Kreislauf.*

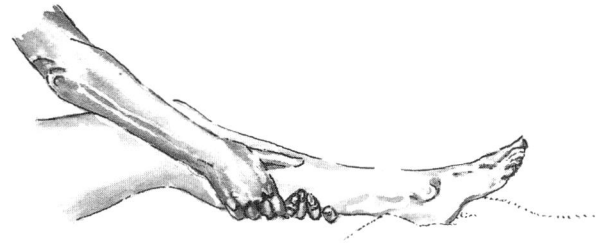

Rat und Hilfe von Profis

Wenn Ihre Beschwerden auf Eigenbehandlung nicht ansprechen oder wenn Sie das Gefühl haben, Ihr Leiden sollte besser von Fachleuten behandelt werden, kann der Besuch bei einer professionellen Aromatherapeutin oder einem ihrer männlichen Kollegen die gewünschte Besserung bringen. Dabei wird eine ganzheitliche Diagnose erstellt (siehe unten), es werden die für Sie geeigneten ätherischen Öle ausgesucht und eine Behandlung mit oder ohne Massage begonnen.

Die Therapeutenwahl

Gute Aromatherapeuten zu finden ist nicht immer leicht. Manche Leute bezeichnen sich schon nach wenigen Tagen als Experten, obwohl mindestens ein dreimonatiges Ganztagsstudium nötig ist, ehe man zur einschlägigen Prüfung zugelassen wird. Achten Sie immer auf den Examenshinweis. »Teilnahme an ...« bedeutet meist: unvollständige Ausbildung.

Der sicherste Weg ist in der Regel die Empfehlung durch gute Freunde. Wenn das entfällt, sollten Sie herausfinden, ob die Aromatherapeutin Ihrer Wahl ihre Öle selbst aussucht und mischt. Ist sie gut ausgebildet, sollte sie das können; es ist wichtig, damit eine Behandlung Ihnen den vollen Nutzen bringt.

Manche Aromatherapeuten massieren nicht. Sofern sie in Diagnosetechnik und Theorie der ätherischen Öle ausgebildet sind, können sie Ihnen eine Mischung für den häuslichen Gebrauch zusammenstellen und Sie bei Bedarf zu einer massierenden Kollegin überweisen. In Frankreich praktizieren manche Ärzte als Phytotherapeuten, das heißt in einer Verbindung von Pflanzenheilkunde und Aromatherapie. Sie verwenden noch andere ätherische Öle als nichtärztlich qualifizierte Aromatherapeuten, z. B. auch als Injektionen oder zur innerlichen Anwendung.

Der ganzheitliche Zugang

Bei Ihrem ersten Besuch wird die ganzheitlich arbeitende Aromatherapeutin einige Fragen bezüglich Ihres früheren und augenblicklichen Gesundheitszustands stellen, um mögliche Ungleichgewichte in Leib und Seele auszumachen. Auch Ihre Lebens- und Ernährungsgewohnheiten dürften zur Sprache kommen und verschiedene ganzheitliche Diagnosemethoden, etwa ein Test der Fußreflexe, sollen zur kompletten Zustandserfassung beitragen. Dann werden die ätherischen Öle speziell für Ihren Fall ausgewählt. Wenn so nicht nur die Symptome, sondern Sie als Individuum durch die Essenzen beeinflußt werden, ist das Ergebnis in der Regel ausgezeichnet, und Sie sollten sich sowohl körperlich wie stimmungsmäßig spürbar besser fühlen. Eine Behandlung kann bis zu anderthalb Stunden dauern, einschließlich der speziellen Massage, bei der kräftige und rhythmische Griffe angewandt werden.

Kapitel 3

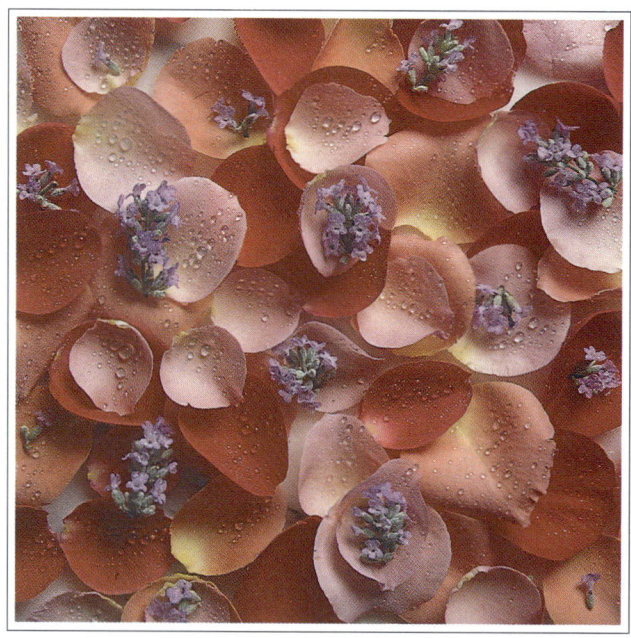

Aromatherapie im Alltag

Ätherische Öle beleben sämtliche Sinne, und bei regelmäßiger Anwendung können sie unsere Lebensfreude ganz erheblich steigern. Allen werden natürliche antiseptische Eigenschaften nachgesagt, deshalb können sie als Reinigungsmittel nicht nur ihren Duft verströmen, sondern auch dazu beitragen, die Wohnung von Bakterien in der Atemluft freizuhalten.

Wenn Sie ätherische Öle in Ihren Hautpflegeprodukten, Bade- und Massagezusätzen täglich um sich haben, dann fördert das neben dem unmittelbaren Genuß auch Ihre Gesundheit und Vitalität. Langjährige Beobachtungen zeigen, daß Pflanzenessenzen ein unschätzbares natürliches Mittel zur Stärkung der körperlichen Abwehrkräfte, Ihres Immunsystems sind. Man nimmt an, daß sie das Gleichgewicht insbesondere in jenen Körperbereichen aufrechterhalten, die bei der Abwehr von Umweltgiften und Krankheitserregern aktiv sind. Haut, Lungen, Leber, Nieren, das Verdauungssystem und die Lymphe sind die wesentlichen Entgifter des Organismus, die aus den reinigenden und kraftspendenden Eigenschaften vieler ätherischer Öle besonderen Nutzen ziehen. Im emotionalen Bereich helfen die Essenzen beim Lockern unterdrückter Gefühle , die sich sonst als körperliche Leiden bemerkbar machen würden.

Damit jedoch ätherische Öle ihre Kräfte voll entfalten können, müssen Sie selbst körperlich und seelisch entsprechend aufnahmebereit sein. Wenn Sie lange Zeit keine »gesunde« Nahrung mehr und auch noch Tabak und andere Genußgifte zu sich genommen haben, können diese Stoffe sich in Ihrem Körper angesammelt haben; Streß und daraus folgende Muskelverspannungen behindern den normalen Kreislauf von Blut und Lymphe.

Beides kann zu Gesundheitsstörungen führen. Angesichts größerer Giftmengen und schlechter Durchblutung werden die Pflanzenöle zunächst allenfalls Symptome lindern können. Langfristig können sie nur wirklich nützen, wenn Sie selbst ein möglichst entspanntes und ausgeglichenes Leben führen. Vollwertige Ernährung und sinnvolle Streßbewältigung (S.36) sind daher unerläßlich für eine wirklich wohltuende vorbeugende Aromatherapie.

Von der Bedeutung der Lebensmittel

Ihre tägliche Ernährung sollte auf einer ausgewogenen Mischung aus körperaufbauendem Eiweiß, Fett und Kohlehydraten als Energielieferanten sowie sämtlichen Vitaminen und Mineralstoffen basieren. Fisch ist ein erstklassiger Eiweißlieferant, Keime, Hülsenfrüchte und Nüsse in Verbindung mit Getreide desgleichen. Kohlehydrate ißt man am besten in Form von Vollkorn, Gemüse, Obst, Nüssen und Samen, deren Schalen zugleich die nötigen Ballaststoffe liefern. In einer abwechslungsreichen, vollwertigen Ernährung sind in der Regel schon alle nötigen Fette, Vitamine und Mineralstoffe enthalten. Ungesättigte Fettsäuren, etwa in Fisch, Nüssen und vielen Pflanzenölen, werden empfohlen, weil sie die schädlichen Formen von Cholesterin auf niedrigem Niveau im Körper halten. Nahrungsmittel, die reichlich Vitamin C (Zitrusfrüchte, Erdbeeren, Kartoffeln, Kohl, Paprika, Sanddorn) und B enthalten (Hefe, Weizenkeime, Fisch, Sojabohnen), werden rasch verwertet und sollten deshalb reichlich zugeführt werden. Grüne Blattgemüse, rote Bete und Trockenfrüchte liefern (bei Bedarf) zusätzliches Eisen. In Ergänzung dieser kurzen Ernährungshinweise sollten Sie täglich einen guten Liter Quellwasser trinken und reichlich Knoblauch sowie frischen, fettarmen Joghurt essen. Versuchen Sie, folgende Dinge möglichst ganz zu meiden, zumindest aber einzuschränken:

▷ Konservierte Lebensmittel, rotes Fleisch, Zucker, Salz und Fett.
▷ Kaffee, schwarzen Tee, Cola und andere koffein- oder tanninhaltige Getränke; auch bei den Kräutertees sollten Sie abwechseln, weil Pfefferminze, Mate, Hagebutte, Comfrey und gelber Ampfer ebenfalls Tannin enthalten
▷ Alkohol, Tabak und andere Drogen.

Vom Umgang mit Streß

Zuviel Arbeit, zuwenig Zeit, schwierige persönliche Beziehungen, falsche Eß- und Trinkgewohnheiten – jeder dieser Faktoren oder alle miteinander können Sie unter Streß setzen. Das wiederum kann Sie unruhig machen, deprimieren oder frustrieren, worauf Gesundheit und allgemeine Vitalität zu leiden beginnen.

Normalerweise versucht man, belastenden Situationen zumindest zeitweise durch eine Kaffee- oder Zigarettenpause zu entgehen. Das aber vermehrt nur die Toxine im Körper und geht nicht einmal ansatzweise die zugrundeliegenden Probleme an. Wirksamer ist die Taktik, den Streß anzunehmen. Versuchen Sie es mit einer neuen Zeiteinteilung, damit Ihnen mehr für angenehme, entspannende anstelle der belastenden Vorhaben bleibt. Beginnen Sie Ihren Tag beispielsweise mit einem kurzen Spaziergang, essen Sie regelmäßig, lassen Sie sich dafür genug Zeit, versuchen Sie, durch einen Yogakurs wieder Kontakt mit Körper und Geist aufzunehmen, und nicht zuletzt: Lassen Sie sich von ätherischen Ölen helfen – eine ihrer wichtigsten Eigenschaften ist es, Streß abzubauen.

Ätherische Öle für den Haushalt

Ein ganz entscheidendes Einsatzgebiet für Pflanzenessenzen ist der Haushalt. Sie sind die natürliche Alternative zu chemischen Desinfektionsmitteln und können manche Gesundheitsstörung verhindern.

Wenn Sie in einen kleinen Eimer mit warmem Wasser *jeweils 4 Tropfen Zitrone* und *Geranie* geben, haben Sie ein ideales Wischwasser für alle Arbeitsflächen in der Küche. Einmal wöchentlich können Sie damit auch Ihre Hack- und Schneidbrettchen schrubben. Wenn Sie von Hand spülen, können Sie dem Wasser *je 2 Tropfen Kiefernadel* und *Zitrone* oder *Geranie* und *Lavendel* zufügen. Derart geringe Mengen reichen für die antiseptische Wirkung, hinterlassen aber keinen wahrnehmbaren Geschmack. Für die Waschmaschine können Sie dem Weichspüler (wenn's denn sein muß!) im letzten Spülgang *je 3 Tropfen Lavendel* und *Geranie* beigeben.

Vorsicht: Verwenden Sie dazu weder Resinoide noch ein Absolue (S.12/13), weil sie Flecken verursachen können.

Wenn jemand in der Familie krank ist, können ein paar Tropfen Pflanzenessenz in der Aromalampe zur schnellen Besserung beitragen und zugleich die Ausbreitung der Krankheitserreger eindämmen. Rein zur Vorbeugung mischen Sie *je 20 Tropfen Tea-Tree, Zitrone, Kiefernadel* und *Lavendel* in einem kleinen braunen Tropffläschchen; davon träufeln Sie in die Aromalampe (S.38) sooft und soviel wie nötig. Eine stärker duftende Mischung besteht aus *je 40 Tropfen Geranie, Zitrone* und *Lavendel.*

Es ist immer damit zu rechnen, daß Ihr Haustier Krankheitserreger überträgt, die es draußen in Abfällen, Exkrementen oder von anderen Tieren »übernommen« hat. Dagegen hilft Aromatherapie, die den meisten Tieren gefällt; dennoch sollten Sie behutsam vorgehen und Ihren Liebling erst einmal schnuppern lassen. Zum Bürsten können Sie die Borsten in eine kleine Schüssel mit Wasser und *je 3 Tropfen Zitrone* und *Bitterorange* sowie *1 Tropfen Geranie* oder *Kiefernadel* tauchen. Zum Pfotenabwischen eignet sich dieselbe Mischung. Bei einer infizierten Bißwunde baden Sie Ihr Haustier mit einem Zusatz aus *je 2 Tropfen Tea-Tree* und *Geranie.* Gegen Flöhe hilft folgendes Rezept:

Antiparasitenmischung
6 Tropfen Geranie
je 2 Tropfen Lavendel und Tea-Tree
30 ml Wasser

Sie füllen erst das Wasser in das Sprühgefäß, fügen dann die Tropfen hinzu, beschriften sorgfältig und schütteln gut vor jedem Gebrauch. Lassen Sie jemand Ihr Haustier festhalten und seine Augen schützen, während Sie sachte mit einer Hand sein Fell gegen den Strich streichen und mit der anderen Hand sprühen.

Aromalampen und andere Quellen für »gute Luft«

Wenn Sie zusammen mit dem Wasser ätherische Öle in die Verdunstungsgefäße für Wohn- oder Arbeitszimmer füllen, wird der Duft sich langfristig entfalten. So können Sie optimal die antiseptische und entspannende oder anregende Wirkung genießen.

Aromalampe: Die meisten Gefäße sind aus Ton. Bei manchen sitzt ein loses Schälchen auf einer Art Kamin, andere sind aus einem Stück. Um Wasser und Essenz zu erwärmen, stellen Sie ein Teelicht in den Kamin; es gibt auch elektrische Aromalampen. Damit die Mischung einige Stunden lang verdunsten kann, sollte das Schälchen mindestens 4 Teelöffel voll Wassser enthalten, ehe Sie 8 bis 10 Tropfen Ihrer Ölmischung hineinträufeln. Durch die Erwärmung füllt sich allmählich der ganze Raum mit Duftmolekülen. Bei Bedarf kann nachgefüllt werden. *Vorsicht:* Damit das Öl nicht brennt, darf das Schälchen der Wärmequelle nicht zu nahe kommen und der Wasserspiegel nicht zu tief sinken.

Verdunstende Moleküle ätherischer Öle vernichten Bakterien in der Luft, lassen die ganze Umgebung wunderbar duften und überdecken unerwünschte Küchen-, Tier- oder Tabakdünste. Genauso unschätzbar sind sie zum Ausgleich der Gefühle. Eine anregende Mischung macht einen klaren Kopf, beruhigende Öle lösen die Spannungen eines anstrengenden Tages. Wählen Sie je nach Stimmung und Umständen; in der Weihnachtszeit können Sie die Festliche Mischung variieren, indem Sie Eukalyptus und Lavendel durch Weihrauch und Schwarzpfeffer oder Kümmel und Ingwer ersetzen.

Feierabendmischung	*Festliche Mischung*
4 Tropfen Sandelholz	*4 Tropfen Bitterorange*
4 Tropfen Lavendel	*4 Tropfen Eukalyptus*
2 Tropfen Geranie	*2 Tropfen Lavendel*

Glühbirnen-Ringverdunster: Sie legen einen dieser üblicherweise aus Keramik hergestellten hohlen Ringe um eine schwache Glühbirne und füllen 8 bis 10 Tropfen Ihrer Ölmischung ein, ehe Sie das Licht anknipsen. Durch die Wärme der Glühlampe verdunstet das ätherische Öl. Da dies relativ rasch geschieht, kann es brenzlig riechen, wenn der Ring zu heiß wird.

Sprüher: Für rasche antiseptische Wirkung ist ein Sprüher ideal, weil ein ganzer Raum in Sekundenschnelle mit Ölmolekülen desinfiziert oder parfümiert werden kann. Sie füllen den Sprühbehälter mit Wasser und fügen 8 bis 12 Tropfen Ihrer eigenen Ölmischung hinzu. Vor Gebrauch schütteln.

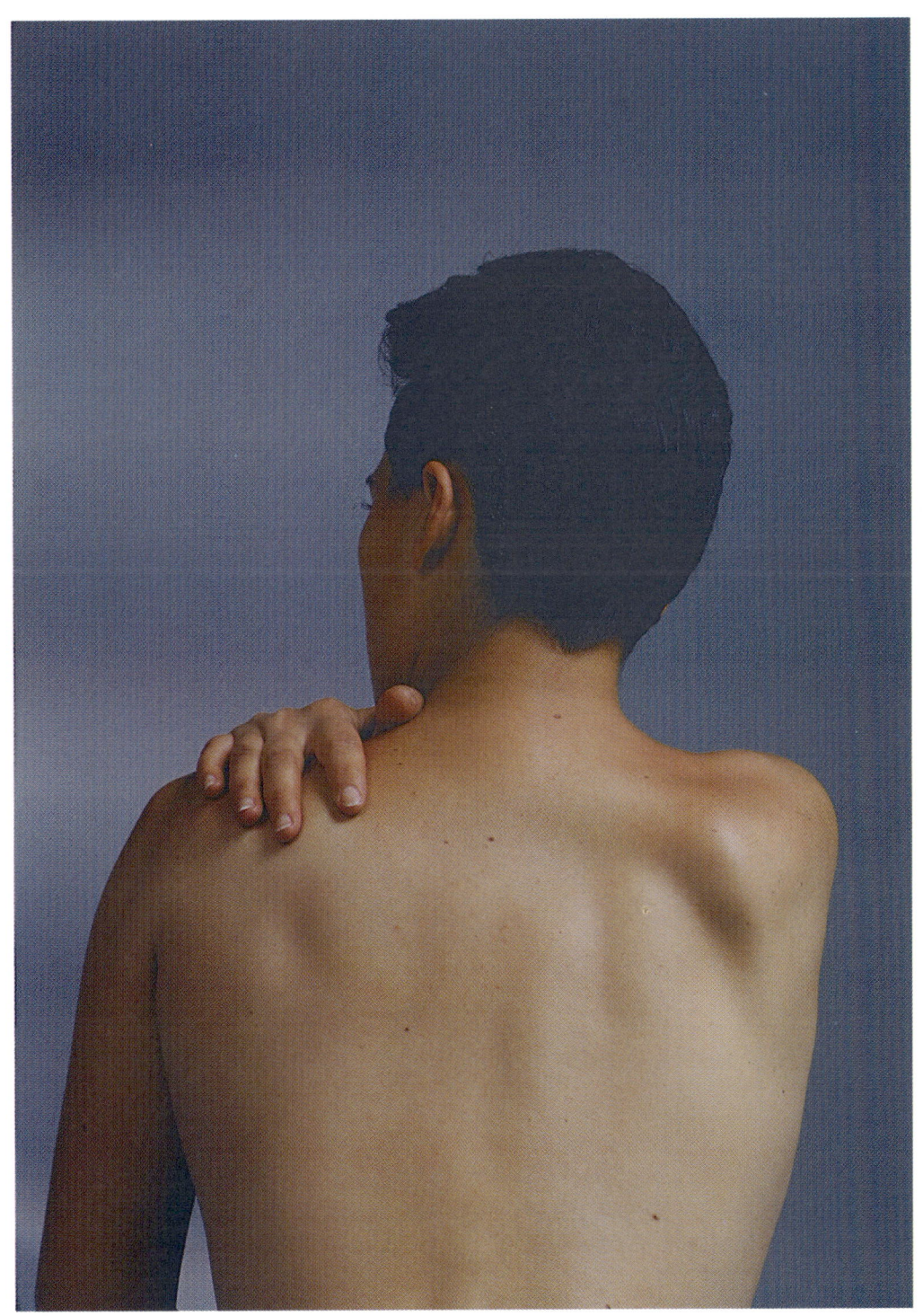

Hautpflege und Gesundheit

Die ausgleichenden, reinigenden und regenerierenden Eigenschaften ätherischer Öle sind ausgezeichnet für Ihre Haut. Bei täglicher Anwendung in einer Trägersubstanz (S. 20) können sie insbesondere die Hautbeschaffenheit von Gesicht und Händen verbessern. Ellbogen, Beine, Knie und Füße werden ebenfalls stark strapaziert und sollten nicht vernachlässigt werden. Aus den folgenden Rezepten können Sie sich eine komplette Serie zur Aromatherapie-Schönheitspflege je nach Hauttyp zusammenstellen.

Zur Reinigung und Stärkung: Reinigungscremes sollen nicht in die Haut eindringen und enthalten deshalb etwas Mineralöl, dessen Moleküle nicht aufgenommen werden können, aber sehr wirksam Schmutz und Staub lösen. Kaufen Sie eine hochwertige Creme ohne synthetische oder tierische Beimischungen; rosmarinhaltige sind gut für alle Hauttypen. Das Tonikum sollte keinen Alkohol enthalten, weil dadurch die Haut trocken und fleckig werden kann.

Feuchtigkeitsspender: Wirksamer als Bienenwachs und Lanolin mit ihren großen Molekülen sind als Basis Emulsionen aus Pflanzenölen und Wasser, die leicht in die Haut eindringen. Achten Sie darauf, daß sie keine Zusätze enthalten, und ergänzen Sie dann mit der Ihrem Hauttyp entsprechenden Mischung ätherischer Öle.

Normale bis fettige Haut	Trockene Haut
2 Tropfen Wacholderbeere	3 Tropfen Lavendel
2 Tropfen Lavendel	je 2 Tropfen Sandelholz
oder Weihrauch	und Patchouli
2 Tropfen Zitrone	1 Tropfen Rose
2 Tropfen Geranie	2 Teelöffel Calendula-Trägeröl
8 Teelöffel weiße Trägerlotion	6 Teelöffel weiße Trägerlotion

Für die erste Mischung verrühren Sie die ätherischen Öle gut mit der Trägerlotion. Für die zweite Variante mischen Sie zunächst das Calendulaöl portionsweise mit der Lotion und rühren zwischendurch kräftig um. Für sehr trockene Haut empfehlen sich 3 statt 2 Teelöffel Calendulaöl (dafür 1 Teelöffel weniger Trägerlotion). Dann geben Sie die Essenzen dazu und rühren gut um. Vergessen Sie nicht, das Etikett deutlich zu beschriften.

    Für ein wirksames Nachtöl bei trockener Haut mischen Sie *je 2 Teelöffel Calendula-* und *Avocado-* mit *5 Teelöffeln Mandelöl* und geben *je 3 Tropfen Sandelholz* und *Neroli* dazu.

Masken: Gesichtsmasken mit ätherischen Ölen lassen sich leicht herstellen und sind schon bei einmaliger Anwendung pro Woche sehr wirksam zum Reinigen und sichtlichen Beleben der Haut.

Normale bis fettige Haut
2 Tropfen Zitrone
1 Tropfen Geranie
1 Tropfen Ylang Ylang
2 Teelöffel unkonservierten
  Joghurt natur

Trockene Haut
2 Tropfen Sandelholz
1 Tropfen Lavendel
1 Tropfen Römische Kamille
  oder Neroli
2 Teelöffel Honig

Wählen Sie das Ihrem Hauttyp entsprechende Rezept. Mischen Sie die Essenzen mit Joghurt bzw. Honig, und verteilen Sie die Mixtur leicht und gleichmäßig auf dem Gesicht. Wenn die Maske nach einigen Minuten warm wird, spülen Sie sie ab und geben etwas Feuchtigkeitslotion auf die Haut.

Badeöle: Sie können beide Mischungen auf Vorrat herstellen. Die anregende macht Sie morgens munter für den ganzen Tag; die entspannende stellt am Ende eines anstrengenden Tages Ihr inneres Gleichgewicht wieder her.

Anregendes Badeöl
40 Tropfen Zitrone
30 Tropfen Schwarzpfeffer
20 Tropfen Wacholderbeere
10 Tropfen Pfefferminze

Entspannendes Badeöl
30 Tropfen Petit Grain
20 Tropfen Muskatellersalbei
20 Tropfen Lavendel
10 Tropfen Patchouli

Für jedes Rezept mischen Sie die ätherischen Öle in einem braunen Tropffläschchen. Schrauben Sie den Deckel gut zu, schütteln und etikettieren Sie sorgfältig. Für ein warmes Bad genügen 6 bis 8 Tropfen. Bei trockener Haut können Sie die Essenz in 2 Teelöffeln Trägeröl verdünnen, ehe Sie sie ins Badewasser geben.

Massageöle. Beide Mischungen sind bei gegenseitiger oder Selbstmassage Nahrung für Leib und Seele. Die anregende hilft bei Kreislaufproblemen und belebt bei Erschöpfung; die besänftigende sollten Sie für abends aufheben, weil sie entspannt und schläfrig macht.

Besänftigendes Massageöl
2 Tropfen Wacholderbeere
3 Tropfen Lavendel
2 Tropfen Sandelholz
15 ml Trägeröl

Anregendes Massageöl
3 Tropfen Zitrone
2 Tropfen Rosmarin
2 Tropfen Wacholderbeere
15 ml Trägeröl

Wählen Sie ganz nach Stimmung Ihre Mischung, und bewahren Sie sie in deutlich beschrifteten Fläschchen mit Schraubdeckel auf.

Kapitel 4

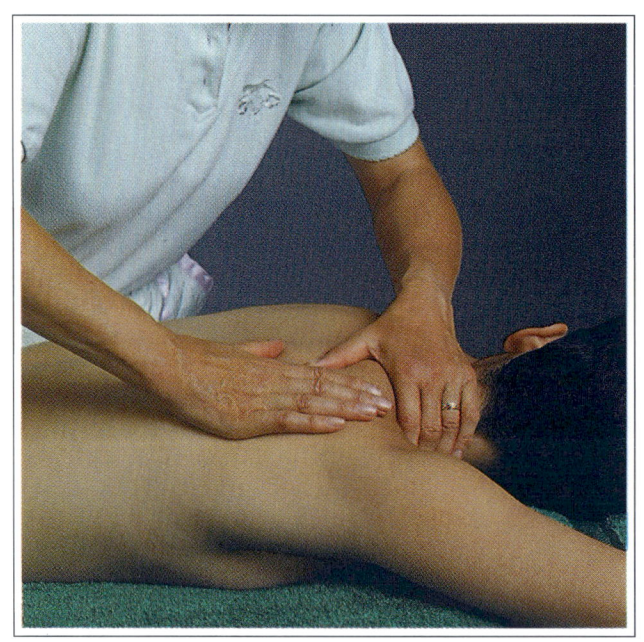

Beschwerden und Essenzen

Dieses Kapitel widmet sich dem therapeutischen Einsatz von Pflanzenessenzen zu Hause, und zwar zur Erleichterung allgemeiner Beschwerden. Die keimtötenden Eigenschaften helfen Ihnen, Infektionen zu überwinden und Krankheiten vorzubeugen. Ratschläge für den täglichen Gebrauch finden sie in Kapitel 3. Außerdem sind viele Öle regenerierend; sie fördern das gesunde Zellwachstum im Körper und können das gesamte Immunsystem stärken (S. 35). Hier erfahren Sie, welche Öle in welcher Anwendungsform gegen bestimmte Leiden helfen. Für praktische Hinweise zum Verdünnen und Mischen siehe Kapitel 2. Alle erwähnten Öle wurden sorgfältig ausgewählt und können erfolgversprechend ohne Risiko angewandt werden, vorausgesetzt, Sie halten sich an die Mengenangaben und Behandlungsweisen. Im Zweifelsfall fragen Sie eine professionelle Aromatherapeutin.

Merke

▷ **Versuchen Sie keine Eigendiagnosen.** Bei Zweifeln über die Ursache von Symptomen sollten Sie immer ärztlichen Rat suchen.

▷ **Vor dem Einstieg** in die Aromatherapie wie auf den folgenden Seiten beschrieben, sollten Sie noch einmal Kapitel 2 – insbesondere *Merke* auf S.19 – und *Vorsicht beim Gebrauch von essentiellen Pflanzenölen* auf S.5 lesen.

▷ **Wenn Ihre Symptome nicht innerhalb einer Woche auf die Aromatherapie ansprechen, sollten Sie sich an professionelle Therapeuten wenden.**

▷ **Bei chronischen Leiden, oder wenn Sie schon in Behandlung sind, sollten Sie mit Ihrem Arzt die Aromatherapie besprechen:** Setzen Sie nicht plötzlich Ihre Medikamente ab. Wenn sich Ihre Beschwerden während der aromatherapeutischen Behandlung bessern, können Sie möglicherweise unter ärztlicher Aufsicht die Dosierung verringern.

▷ **Nehmen Sie niemals auf eigene Faust ätherische Öle als Medikament ein.**

Probleme mit den Gefühlen

Gefühle wie Liebe und Stolz auf die eigene Leistung tun gut, länger anhaltende Gefühle wie Angst und Sorge hingegen können unsere Gesundheit gefährden. Das hängt damit zusammen, daß sich Gefühle und Nervensystem wechselseitig kontrollieren und dabei auch den Hormonhaushalt beeinflussen. Negative Reaktionen auf den täglichen Streß können den Energiestrom im Körper hemmen, Muskeln verspannen, die Versorgung aller Organe mit Blut und Sauerstoff einschränken. Hier kann Aromatherapie vorbeugend und direkt helfen, indem sie Entspannung und die Rückkehr zu ausgeglichenerer Stimmung fördert.

Geistige Erschöpfung

Überarbeitung oder persönliche Probleme, die viel Nachdenken erfordern, können zu diesem Zustand führen, der noch verstärkt wird durch Frischluftmangel am Arbeitsplatz und Vitamin-B-Mangel in der Ernährung. Eine Behandlung, die entspannende und stimmungshebende Öle verbindet (Streß, S.36), hilft hier meist am besten. *Vorsicht:* Wenn Ihr Zustand sich nicht bessert, sollten Sie ärztlichen Rat suchen.

Nützliche Essenzen

Rosmarin, der Leib und Seele gleichermaßen anregt, ist unschätzbar, wenn Sie trotz Überarbeitung einen klaren Kopf zum Abschluß dringender Aufgaben brauchen. Wenn Streß nur teilweise die Ursache ist, können Muskatellersalbei und Wacholderbeere die Spannung lindern und den Geist aufmuntern.

Behandlung

Lebensweise: Regelmäßige Bewegung an der frischen Luft ist nicht das Schlechteste, um den Geist wach und aktiv zu halten.
Ernährung: Gesunde, vielseitige und vitaminreiche Kost (S.36); meiden Sie tanninhaltige Tees (S.36), weil sie die Eisenaufnahme behindern, was wiederum zu Müdigkeit führt.

Inhalieren: Zum Auffrischen müder Geister *einige Tropfen Rosmarin* auf ein Tuch träufeln und tief einatmen. Dann stecken Sie das Tuch in den BH oder in die Hemdentasche, wo Ihre Körperwärme den Duft weiter ausströmen läßt.

Bad und Massage: Am Abend *je 3 Tropfen Muskatellersalbei* und *Wacholderbeere* ins Badewasser oder für eine Rückenmassage (S. 25) in *15 ml Trägeröl* verdünnt. Wenn Sie allein sind, empfiehlt sich eine Schultermassage (S.31) morgens und abends. Tagsüber können Sie die Öle auch verdunsten lassen (S.38).

Streßbedingte Angstzustände

Für viele von uns sind Streß (S.36) und die damit verbundenen Beklemmungen unvermeidlicher Alltag. Oft braucht man zur Motivation einen gewissen Druck, aber er sollte sich in erträglichen Grenzen halten. Nimmt er überhand, führt das zu Angstzuständen und allgemeiner Anfälligkeit, womit sich die Gefahr von schweren Störungen wie Magengeschwüren oder Herzerkrankungen erhöht.

Nützliche Essenzen

Insbesondere die teureren hocharomatischen Öle wie Rose, Neroli und Echte Melisse fördern die Entspannung. Zum Glück wirken aber die billigeren Essenzen nicht minder: Muskatellersalbei, Geranie, Römische Kamille, Wacholderbeere, Lavendel, Sandelholz, Majoran und Ylang Ylang.

Behandlung

Wenn Ihre körperliche und geistige Gesundheit sich aufgrund von Streß schon verschlechtert, sollten Sie für eine Gesamtbehandlung eine professionelle Aromatherapeutin aufsuchen.

Lebensweise: Nehmen Sie sich viel Zeit für Spaziergänge im Grünen und außerdem für bewußte Entspannung und leichtes Körpertraining wie z.B. Yoga.

Ernährung: Gesunde, vielseitige Kost (S.36), Einschränkung bei Kaffee, Tee und koffeinhaltigen Limonaden.

Inhalieren: Bei plötzlichem Streß *4 Tropfen Lavendel* auf ein Tuch träufeln und tief einatmen.

Bad: Versuchen Sie folgende Mischung auf ein warmes Bad:

Entspannende Mischung
2 Tropfen Geranie
2 Tropfen Lavendel
2 Tropfen Sandelholz
1 Tropfen Ylang Ylang

Massage: Die *Entspannende Mischung in 15 ml Trägeröl* für eine Schultermassage (S. 31) oder eine Ganzkörpermassage (S. 24-30). Die Mischung in der Aromalampe (S. 38) baut ebenfalls Spannungen ab und fördert gesunden Schlaf nach einem anstrengenden Tag. Und ganz allgemein hilft es natürlich ausgezeichnet, wenn jemand Sie einfach mal lieb in den Arm nimmt.

Depressionen

Fast jeder ist irgendwann einmal an dem Punkt, wo das Leben nicht mehr lebenswert erscheint. Wenn schwere Depressionsanfälle, oft begleitet von Apathie, Schlafstörungen, Appetitlosigkeit und allgemeiner Erschöpfung, allerdings andauern, ist die Gesundheit ernsthaft bedroht. Aromatherapie hat sich vielfach bestens bewährt, bei unveränderten Symptomen jedoch ist eine Behandlung durch Experten erforderlich.

Hilfreiche Essenzen

Nahezu alle als entspannend empfohlenen Öle lindern auch bei Depressionen, weil sie ausgleichen und die Stimmung heben: Muskatellersalbei, Römische Kamille, Geranie, Lavendel, Rose, Sandelholz und Ylang Ylang.

Behandlung

Wie bei streßbedingten Angstzuständen hilft am besten eine umfassende Behandlung.

Lebensweise: Versuchen Sie, möglichst nicht für längere Zeit allein zu sein, suchen Sie sich Gesprächspartner, mit denen Sie über Ihre Gefühle und Probleme reden können.

Ernährung: Wenn Sie dauernd Eßlust haben, sollten Sie sich an rohe Karotten oder Sellerie anstelle von Süßigkeiten halten.

Bad: Zum Entspannen und Heben der Stimmung geben Sie *3 Tropfen Muskatellersalbei*, *2 Tropfen Geranie* und *1 Tropfen Ylang Ylang* ins warme Wasser.

Massage: Suchen Sie sich nach Möglichkeit einen Partner für gegenseitige Rückenmassage mit *je 2 Tropfen Lavendel* und *Geranie* und *1 Tropfen Römische Kamille* in 15 ml *Trägeröl*.

Inhalieren: Mischen Sie *20 Tropfen Muskatellersalbei* und *10 Tropfen Rose,* und bewahren Sie die Mischung in einen braunen Tropffläschchen auf. Davon träufeln Sie morgens und abends je ein paar Tropfen auf ein Tuch und atmen tief ein. Diese Mischung, ergänzt um *2 Tropfen Sandelholz* für längere Dauer, eignet sich auch für die Aromalampe (S.38).

ÄTHERISCHES MUSKATELLERSALBEIÖL

Verwendete Pflanzenteile: Blühende Triebe
Gewinnungsmethode: Wasserdampf-Destillation
Flüchtigkeit: Kopfnote (S.16)
Hauptbestandteile: Linalool, Linalylacetat, Sclareol

Eigenschaften, Wirkungsweise und Anwendungsmöglichkeiten

Muskatellersalbei ist ein ebenso entspannendes wie belebendes ätherisches Öl. Sein durchdringender, süßer, sinnlicher Duft kann regelrecht berauschend wirken (siehe *Vorsicht* unten auf dieser Seite).

Gefühlsbereich: Entspannend und die Stimmung hebend; hilfreich gegen Depressionen, Angst- und Spannungszustände, geistige Erschöpfung und allgemeine Schwäche; fördert tiefen, traumreichen Schlaf; hilft beim Beruhigen leicht reizbarer oder mürrischer Kinder. Anzuwenden als Inhalation, Bad, Massage, Einreibung und in der Aromalampe.

Atemwege: Beruhigend und entzündungshemmend; gegen Heiserkeit und Halsentzündung. Anzuwenden als Inhalation und Einreibung oder in der Aromalampe.

Haut: Lindernd und entzündungshemmend; gegen jede Art von Hautentzündung einschließlich Verbrennungen; hält die Feuchtigkeit in trockener, reifer Haut. Anzuwenden als Kompresse oder Einreibung.

Kreislauf: Beruhigend; senkt hohen Blutdruck. Anzuwenden als Inhalation, Kompresse, Bad oder Massage und in der Aromalampe.

Gynäkologischer Bereich: Krampflösend, entzündungshemmend und leicht menstruationsanregend; erleichtert Beschwerden vor Beginn der Periode (prämenstruelles Syndrom) und Menstruationsschmerzen; wirkt regulierend auf den Zyklus; schmerzlindernd bei geschwollenen Brüsten; vorbeugend gegen Hitzewallungen. Anzuwenden als Kompresse, Bad, Massage.

Vorsicht: Weil das tiefe Einatmen der Essenz schläfrig machen kann, sollten Sie sich unbedingt an die Dosierungsvorschriften halten und nur kurz inhalieren, vorzugsweise abends, wenn keine körperlichen oder geistigen Anstrengungen mehr von Ihnen erwartet werden. Inhalieren Sie nicht, wenn Sie noch Auto fahren müssen. Verwenden Sie Muskatellersalbei nicht in Verbindung mit Alkohol, und meiden Sie ihn in den ersten fünf Monaten der Schwangerschaft (S.5).

Muskatellersalbei (Salvia sclarea)
Diese schöne Pflanze lebt hoch oben in den Alpen, wo der Boden locker und trocken ist. Kleine blaue oder weiße Blüten entwickeln sich in großen rosa- bis malvenfarbigen Deckblättern. Zweige mit diesen Deckblättern wachsen paarweise strahlenförmig aus einem eindrucksvollen zentralen Stengel, der bis zu anderthalb Meter hoch werden kann. Der starke Duft des Muskatellersalbeis erinnert an Muskatellerwein, und tatsächlich benutzten in der Vergangenheit deutsche Winzer diese Pflanze, um ihre billigen Weine zu schönen. Muskatellersalbei hat keine Ähnlichkeit mit dem gewöhnlichen Wiesen- oder Gartensalbei, Salvia officinalis, der ein völlig anderes ätherisches Öl liefert.

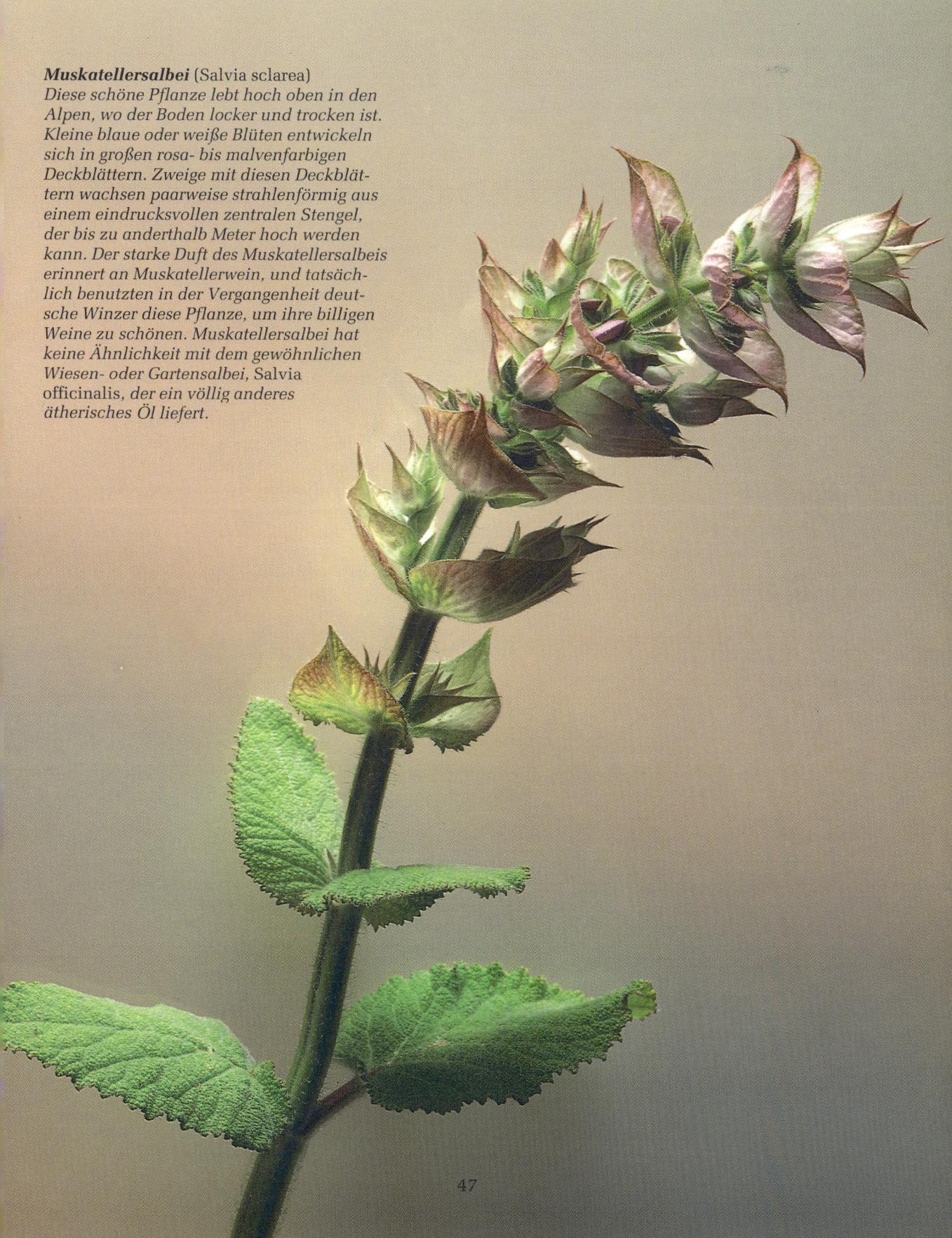

Schlaflosigkeit

Streßbedingte Angst- und Spannungszustände können zu Schlaflosigkeit
führen. Daneben können auch Überrei-
zung, falsche Ernährung oder reichliche
Mahlzeiten kurz vor dem Zubettgehen
das Einschlafen verhindern, und die
Sorge darüber verursacht dann immer
weitere schlaflose Nächte.

Nützliche Essenzen

Hier helfen am besten Öle mit beruhigenden
Eigenschaften: Zypresse, Lavendel, Römische Kamille und Echte Melisse. Bei verdau-
ungsbedingter Schlaflosigkeit sollte Majoran
dazukommen. Zusätze von Wacholderbeere,
Rose und/oder Ylang Ylang fördern wie Sandelholz, ein weiteres ausgezeichnetes Mittel,
den Tiefschlaf.

Behandlung

Lebensweise: Regelmäßige Bewegung im
Freien.
Ernährung: Meiden Sie anregende Getränke
wie Tee, Kaffee und koffeinhaltige Limonaden. Auch manche Weine lassen Sie eventuell nicht schlafen.
Inhalieren: Träufeln Sie *3 Tropfen Lavendel*
und *2 Tropfen Römische Kamille* auf ein
Tuch, und atmen Sie dreimal tief ein (S.21).
Sie können auch *je ein paar Tropfen Lavendel, Römische Kamille* und *Ylang Ylang* auf
Ihr Leintuch träufeln und drei-, viermal tief
durchatmen, ehe Sie sich zur Ruhe legen.
Bad: Versuchen Sie es mit folgendem Zusatz
fürs abendliche Bad:

Schlaffördernde Mischung
3 Tropfen Lavendel
3 Tropfen Ylang Ylang
2 Tropfen Römische Kamille

Massage: Verdünnen Sie die *Schlaffördern-
de Mischung* in *15 ml Trägeröl* oder *-lotion*,
und massieren Sie damit abends Gesicht
und Schultern (S.31) bzw. lassen Sie sich
eine Ganzkörpermassage machen (S.24-30).

Sexuelle Antriebsschwäche

Die Ursachen für mangelndes sexuelles
Interesse liegen häufiger im emotionalen als im körperlichen Bereich. Ängste
aus der Vergangenheit und gegenwärti-
ge Sorgen können die sexuelle Energie
unterdrücken. Streß (S.36), die dadurch
verursachte Spannung und Gereiztheit
können gleichfalls zu Irritationen in der
Partnerbeziehung beitragen.

Nützliche Essenzen

Der süße, alles durchdringende Duft von
Ylang Ylang und das berauschende Aroma
des Muskatellersalbeis fördern Entspannung
und sinnliche Gefühle. Auch das teurere,
exquisit duftende Rosenöl ist der Sexualität
eng verbunden. Sandelholz und Geranie helfen, wenn Sie gleichzeitig deprimiert sind.
Bei der Auswahl dürfen Sie nicht vergessen,
daß ein Duft, der Ihnen reizvoll erscheint,
nicht unbedingt auch Ihrem Partner zusagt.
Mischen Sie also mit Bedacht und nach dem
gewünschten Effekt. Die Mischung aus Sandelholz und Ylang Ylang ergibt ein exoti-
sches Parfüm, Rose und Geranie duften stark
blumig, Geranie und Muskatellersalbei hingegen angenehm scharf und frisch.

Behandlung

Lebensweise: Machen Sie sich vor allem
keine Sorgen wegen Ihrer sexuellen
Antriebsschwäche, das verschlimmert die
Sache nur. Wagen Sie es lieber, sich ganz zu
entspannen und in Ihrem Körper wohl zu
fühlen, etwa beim Schwimmen, Spazieren-
gehen oder Yoga.
Inhalieren: Für Ruhe und Harmonie zum
Abschluß eines anstrengenden Tages ver-
wenden Sie eine der oben empfohlenen
Mischungen in der Aromalampe (S.38) im
Wohnbereich, kurz vor dem Zubettgehen
auch im Schlafbereich oder in Form einiger
Tropfen auf das Leintuch.

Massage: Wenn Ihre sexuelle Antriebsschwäche auf Streß oder Angstzuständen beruht, dann ist gegenseitige Massage ein wunderbares Entspannungsmittel, das zugleich die Verbundenheit in der Partnerschaft stärkt. Wer von beiden die Behandlung mehr braucht, sollte sie zuerst bekommen. Verdünnen Sie die *Entspannend-erregende Mischung* in *15 ml Trägeröl* für eine Rücken- und Bauchmassage (S.25 und 30).

Entspannend-erregende Mischung
2 Tropfen Muskatellersalbei
2 Tropfen Ylang Ylang
3 Tropfen Geranie

Bad: Um Spannungen ab- und Energie aufzubauen, können Sie diese Mischung auch dem abendlichen Badewasser beigeben.

Kopfschmerzen

Kopfschmerzen wegen Überarbeitung und Zeitdruck sind weit verbreitet und sprechen auf Aromatherapie gut an. Oft treten gleichzeitig Muskelverspannungen im Kopf-, Schulter- und Nackenbereich auf. Ursache können aber auch verstopfte Nase, Regelbeschwerden, falsche Ernährung, Allergien und gewisse Erkrankungen der Augen, Ohren oder Zähne sein. In diesen Fällen kann die Spannung gleichfalls durch Aromatherapie abgebaut werden.

Migräne ist ein typisch einseitiger Kopfschmerz, der tagelang anhalten, die Sicht beeinträchtigen und Übelkeit verursachen kann. Auslöser sind möglicherweise Streß (S.36), allergieauslösende Bestandteile im Essen oder in Ihrer Umgebung. Sollte Ihnen jede Berührung auch in Form von Massage weh tun, erleichtert sicher das Inhalieren. *Vorsicht:* Es gibt auch schlimmere Gründe für Kopfschmerz. Bei plötzlichen, häufigen oder sehr starken Anfällen fragen sie besser einen Arzt.

Nützliche Essenzen
Lavendel und Majoran lindern gleichermaßen den Schmerz, Römische Kamille heilt ganz allgemein. Bei verstopfter Nase fügen Sie Eukalyptus und/oder Pfefferminze wegen ihrer lösenden Wirkung hinzu. Majoran empfiehlt sich besonders bei Kopfschmerz während der Regel, Echte Melisse und Rosmarin eignen sich bei Migräne.

Behandlung
Ernährung: Wenn Sie eine Lebensmittelallergie vermuten, sollten Sie Experten um Rat fragen; es ist sicher nicht verkehrt, wenn Sie auf bekannte Migräneauslöser wie Kaffee, Schokolade, Käse und Rotwein verzichten.

Inhalieren: Sobald sich die ersten Anzeichen bemerkbar machen, träufeln Sie *je 2 Tropfen Majoran, Lavendel* und *Pfefferminze* auf ein Tuch, bei Migräne zusätzlich *1 Tropfen Echte Melisse*. Inhalieren Sie dreimal tief.

Einreiben: Geben Sie *2 Tropfen Lavendel* auf den Zeigefinger und reiben Sie sachte an den Schläfen, hinter den Ohren und über den Nacken. Notfalls zweimal wiederholen. *Vorsicht:* Nicht die Augen berühren. Um die Intensität des Schmerzes zu mindern, geben Sie insgesamt *12 Tropfen* der für Sie geeigneten Mischung in *30 ml Trägeröl* und behandeln damit Gesicht und Nacken.

Massage: Lösen Sie *je 3 Tropfen Lavendel* und *Eukalyptus* in *15 ml Trägeröl* und massieren Sie damit Ihre Stirn und hinter den Ohren, mit einer Pause, um leichten Druck im äußersten Augenwinkel auszuüben (S.31, a). Arbeiten Sie die Schultern entlang und im Nacken, oder lassen Sie sich in diesem Bereich massieren (S.24).

Bad: Geben Sie *je 3 Tropfen Majoran, Römische Kamille* und *Lavendel* ins Badewasser zur Linderung von Verspannungskopfschmerz.

ÄTHERISCHES EUKALYPTUSÖL

Verwendeter Pflanzenteil: Blätter
Gewinnungsmethode: Wasserdampf-Destillation
Flüchtigkeit: Kopfnote (S.16)
Hauptbestandteile: Cineol (70-80%), Pinen

Eigenschaften, Wirkungsweise und Anwendungsmöglichkeiten

Ätherisches Eukalyptusöl ist ein starkes natürliches Antiseptikum, das gegen eine Vielzahl von bakteriellen und Viruserkrankungen helfen kann. Es wirkt fiebersenkend und kühlend auf den ganzen Körper. Das transparente Öl hat einen stark kampferartigen Duft und eignet sich daher gut zur Insektenabwehr.

Gefühlsbereich: Stimmungshebend und stärkend; klärt und belebt den Geist, hilft gegen Benommenheit. Anzuwenden als Inhalation, Bad, Einreibung oder Massage und in der Aromalampe.

Atemwege: Antiseptisch und Verstopfungen lösend; vorbeugend und heilend bei Erkältungen, Grippe, Halsentzündung, Nebenhöhlenentzündung und Kopfschmerz aufgrund von verstopfter Nase; erleichtert bei hartem, trockenem Husten; entlastet bei Asthma und Bronchitis von der Atemlosigkeit, weil es den Schleim löst. Anzuwenden zum Gurgeln und Inhalieren, als Bad, Einreibung oder Massage und in der Aromalampe.

Haut: Kühlend und entzündungshemmend; wirksam bei der Behandlung von Verbrennungen, Pickeln, Läusen und *Herpes simplex*. Anzuwenden als Kompresse oder Einreibung.

Kreislauf: Reinigend; stärkend und anregend für die Nierenfunktion. Anzuwenden als Bad, Massage oder Einreibung.

Muskeln: Entzündungshemmend; vermindert Schwellungen; erleichtert bei Muskelschmerzen, Rheumatismus und Arthritis. Anzuwenden als Kompresse, Bad, Massage oder Einreibung.
Eukalyptusöl als Bad, Einreibung oder Massage kann auch entlastend bei Blasenkatarrh wirken.

Vorsicht: Sobald es in den Blutkreislauf gelangt ist, beeinträchtigt Eukalyptusöl in zu hoher Konzentration möglicherweise die Nieren – halten Sie sich deshalb an die empfohlene Verdünnung.

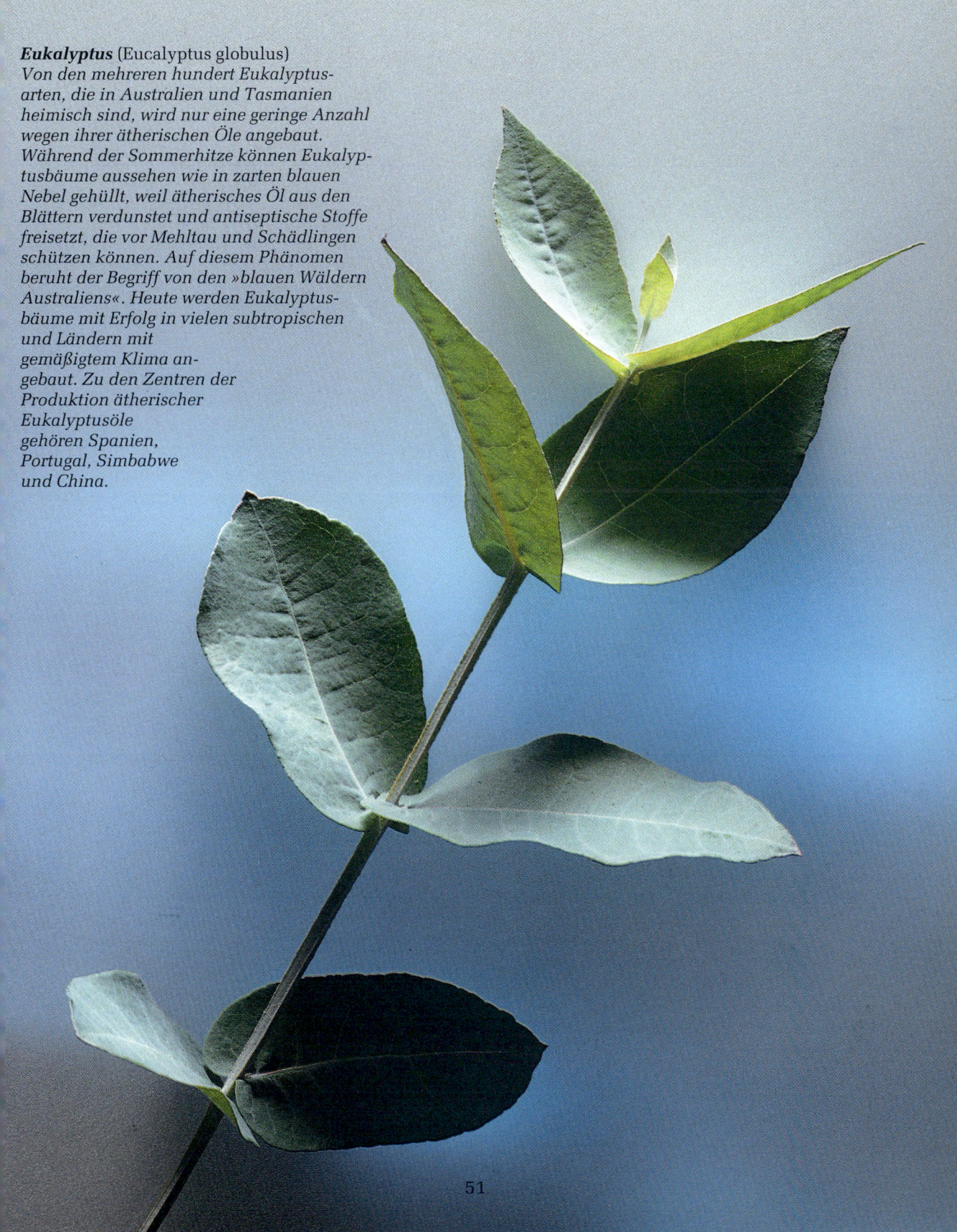

Eukalyptus (Eucalyptus globulus)
*Von den mehreren hundert Eukalyptus-
arten, die in Australien und Tasmanien
heimisch sind, wird nur eine geringe Anzahl
wegen ihrer ätherischen Öle angebaut.
Während der Sommerhitze können Eukalyp-
tusbäume aussehen wie in zarten blauen
Nebel gehüllt, weil ätherisches Öl aus den
Blättern verdunstet und antiseptische Stoffe
freisetzt, die vor Mehltau und Schädlingen
schützen können. Auf diesem Phänomen
beruht der Begriff von den »blauen Wäldern
Australiens«. Heute werden Eukalyptus-
bäume mit Erfolg in vielen subtropischen
und Ländern mit
gemäßigtem Klima an-
gebaut. Zu den Zentren der
Produktion ätherischer
Eukalyptusöle
gehören Spanien,
Portugal, Simbabwe
und China.*

Probleme mit der Atmung

Die Atemwege sind überzogen von ganz dünnen feuchten Schleimhäuten, die sich infolge einer Infektion oder als allergische Reaktion entzünden können. Dann schwillt die betroffene Schleimhaut an, das verengt z.B. die Nasengänge, und das Atmen fällt schwer. Manchmal entstehen daraus sekundäre Entzündungen wie Bronchitis und Nebenhöhlenentzündung. Zur Vorbeugung wie zur Erleichterung bei Atemproblemen sollten Sie immer auf viel frische Luft achten und übermäßig verrauchte oder staubige Umgebung meiden. Raucher sollten ihre Sucht loswerden, zumindest das Rauchen stark einschränken. Bestimmte ätherische Öle können Entzündungen verringern und Schleim lösen; andere haben stark antiseptische Eigenschaften, die gegen Ansteckung helfen.

Halsentzündung
Ein rauher Hals ist oft erstes Anzeichen einer Störung der Atemwege oder kann sich in der zweiten Stufe einer Ansteckung entwickeln, weil ständig Schleim abgehustet wird. Auch der »Verlust« der Stimme/Kehlkopfentzündung (Laryngitis) kommt vor.

Nützliche Essenzen
Sandelholz, Muskatellersalbei und Lavendel sind gleichermaßen heilend und ausgezeichnet bei trockenem, rauhem Hals; Zugabe von antiseptischen Ölen wie Zitrone, Geranie oder Tea-Tree hilft gegen Ansteckung; Eukalyptus, Pfefferminze und Zedernholz sind angezeigt bei Verschleimung.

Behandlung
Gurgeln: Geben Sie in ein halbes Glas Wasser *je 2 Tropfen Sandelholz* und *Zitrone* oder *je 2 Tropfen Atlas-Zedernholz* und *Eukalyptus*. Zu Beginn der Symptome gurgeln Sie (S.21) mit der Mixtur alle paar Stunden.
Einreiben oder Massage: Verdünnen Sie *3 Tropfen Sandelholz, 2 Tropfen Eukalyptus* und *1 Tropfen Pfefferminz in 15 ml Trägerlotion*; behandeln Sie damit Gesicht und Brust oder lassen Sie sich eine Gesichts- und Brustmassage (S.28/29) geben; dazu werden die Essenzen statt in Lotion besser in Trägeröl verdünnt.

Erkältung und Grippe
Die übliche Erkältung ist eine Ansteckung der oberen Atemwege, wobei typischerweise Nase und Hals wund, entzündet und verschleimt sind. Grippe ist eine schwerere Virusinfektion mit Fieber und schmerzenden, geschwollenen Lymphknoten. Aromatherapie schon im Frühstadium kann die Ansiedlung von Krankheitserregern verhindern, bei normaler Erkältung jedoch ist vorbeugen besser als heilen.

Nützliche Essenzen
Tea-Tree, Zitrone, Geranie und Schwarzpfeffer können bei der Abwehr von Infektionen helfen. Lavendel, Rosmarin und wiederum Tea-Tree haben generell stärkenden Einfluß auf das Immunsystem (S.35). Wenn der Brustraum mitbetroffen ist, helfen Eukalyptus, Pfefferminze und Zedernholz, weil sie den Schleim lösen.

Vorbeugung
Ernährung: Zur Vorbeugung gegen Erkältung sollten Sie auf Vitamin-C-reiche Kost achten.
Gurgeln: In Grippezeiten sollten Sie täglich gurgeln (S.21) mit *je 1 Tropfen Tea-Tree* und *Zitrone*, verdünnt in einem halben Glas Wasser. Vor jedem Schluck gut umrühren.

Behandlung

Gurgeln: Zu Beginn einer Erkältung oder Grippe sollten Sie morgens und abends mit *je 2 Tropfen Tea-Tree* und *Geranie* gurgeln (S.21).

Inhalieren: Wenn Sie einen schweren Kopf haben, geben Sie in ein Schüsselchen heißes Wasser *je 1 Tropfen Pfefferminze, Eukalyptus und Tea-Tree* und inhalieren (S.21) jeden Abend. *Vorsicht*: Diese Methode ist ungeeignet und gefährlich, wenn Sie Asthma haben (siehe nächste Spalte) . Um tagsüber einen klaren Kopf zu behalten, träufeln Sie *wenige Tropfen Zitrone* auf ein Tuch zum Inhalieren.

Nebenhöhlenentzündung

Meist entwickelt sie sich aus einer ganz normalen Erkältung, es können aber auch Nebelwetter, Tabakrauch, übermäßiger Genuß von schleimbildenden Milchprodukten, Streß (S.36) oder Heuschnupfen die Ursache sein; mögliche Nebenwirkungen sind außerdem verstopfte Nase und Ohrenschmerzen.

Nützliche Essenzen

Eine Mischung aus Eukalyptus, Pfefferminze und Lavendel macht die Nase wieder frei und kann das begleitende Kopfweh lindern.

Behandlung

Inhalieren: Träufeln Sie *2 Tropfen Eukalyptus* und *je 1 Tropfen Pfefferminze* und *Lavendel* auf ein Tuch und inhalieren Sie (S.21) dreimal ganz tief. Morgens und abends wiederholen.

Einreiben: Verteilen Sie die folgende Lotion jeden Abend ganz dünn auf Ihrem Gesicht und massieren Sie ganz leicht, wie auf Bild b, S.31, gezeigt.

> **Lotion gegen Entzündung und verstopfte Atemwege**
> *2 Tropfen Pfefferminze*
> *4 Tropfen Eukalyptus*
> *3 Tropfen Lavendel*
> *15 ml Trägerlotion*

Chronische Bronchitis und Asthma

Tabakrauch und andere Luftverschmutzer können die Bronchien reizen, übermäßige Schleimabsonderung und dauernden Husten verursachen – Asthma kann auf ähnliche Weise entstehen oder eine Folge von Angstzuständen (S.44) sein. *Vorsicht:* Suchen Sie bei schweren Asthmaanfällen oder akuter Bronchitis mit Fieber und schmerzhaftem Husten den Arzt auf.

Nützliche Essenzen

Zedernholz, Eukalyptus und Pfefferminze helfen beim Freimachen der Atemwege und lösen die Verschleimung; Cajeput, Kiefernadel und Tea-Tree haben reinigende Wirkung; Majoran und Sandelholz heilen entzündete Bronchien.

Behandlung

Lebensweise: Damit die Behandlung ansprechen kann, muß das Rauchen aufgegeben, zumindest erheblich eingeschränkt werden.

Inhalieren: Träufeln Sie *jeweils einige Tropfen Cajeput, Zedernholz* und *Eukalyptus* auf ein Tuch und atmen Sie dreimal tief ein (S.21). Dann stecken Sie das Tuch möglichst körpernah in den BH oder die Brusttasche des Hemdes. Im Notfall geben Sie *1 Tropfen Cajeput* auf eine Handfläche, legen die andere Hand schützend darum und inhalieren ganz tief. *Vorsicht:* Wenn Sie an Asthma leiden, dürfen Sie ätherische Öle nicht aus einer Schüssel mit heißem Wasser inhalieren, weil der konzentrierte Dampf Erstickungsanfälle auslösen kann.

Einreibung und Massage: Verdünnen Sie *3 Tropfen Zedernholz, 2 Tropfen Pfefferminze* und *1 Tropfen Cajeput* in *15 ml Trägerlotion* und verreiben Sie die Mischung gleichmäßig auf Brust und Hals. Angenehm ist auch eine Massage der Brust und oberen Rückenpartie (S.29 und 25) mit derselben Mischung in *15 ml Trägeröl*. Konzentrierte Massage mit den Daumen entlang der Wirbelsäule (S.25, b) hilft beim Lösen und Auswurf der Verschleimung.

ÄTHERISCHES ROSMARINÖL

Verwendete Pflanzenteile: Blühende Triebe
Gewinnungsmethode: Wasserdampf-Destillation
Flüchtigkeit: Herznote (S.16)
Hauptbestandteile: Cineol, Borneol, Pinen

Eigenschaften, Wirkungsweise und Anwendungsmöglichkeiten

Ätherisches Rosmarinöl ist bekannt für seine stark antiseptischen und anregenden Eigenschaften. Es wirkt außerdem leicht schmerzbetäubend und regulierend, kann also helfen, Geist und Körper in Einklang zu bringen. Es hat ein leicht kampferartiges, warmes, beißendes Aroma.

Gefühlsbereich: Anregend und zusammenziehend, stärkt das Gedächtnis, klärt den Verstand, erleichtert bei Kopfschmerz, Migräne und allgemeiner Erschöpfung. Anzuwenden als Inhalation, Bad, Einreibung oder Massage und in der Aromalampe.

Atemwege: Antiseptisch und krampflösend; erleichtert bei Husten, Erkältung und Grippe. Anzuwenden als Inhalation, Kompresse oder Massage.

Haut: Reinigend und anregend; vorbeugend gegen Schuppen und Haarausfall. Anzuwenden als Spülung, Einreibung und Massage.

Verdauungssystem: Antiseptisch und erleichternd bei Blähungen; hilft gegen Magenverstimmung, Verstopfung, Dickdarmkatarrh, Magen-Darm-Katarrh und Bauchweh; wirkt anregend auf die Leberfunktion. Anzuwenden als Kompresse, Einreibung oder Massage.

Kreislauf: Straffend und zusammenziehend; hilft, den Blutdruck zu senken, den Kreislauf zu verbessern und Lymphstauungen abzubauen; bringt Erleichterung bei Ödemen, Cellulite (Orangenhaut) und Krampfadern. Anzuwenden als Bad, Einreibung oder Massage.

Muskeln: Leicht schmerzbetäubend aber, nicht einschläfernd; allgemein schmerzlindernd auch bei Verrenkungen und Arthritis. Anzuwenden als Kompresse, Einreibung oder Massage.

Gynäkologischer Bereich: Anregend und normalisierend; hilft beim Regulieren des Monatszyklus. Anzuwenden als Bad, Einreibung oder Massage.

Vorsicht: Nicht zu verwenden in den ersten fünf Monaten einer Schwangerschaft (S.5) oder bei Bluthochdruck (S.5).

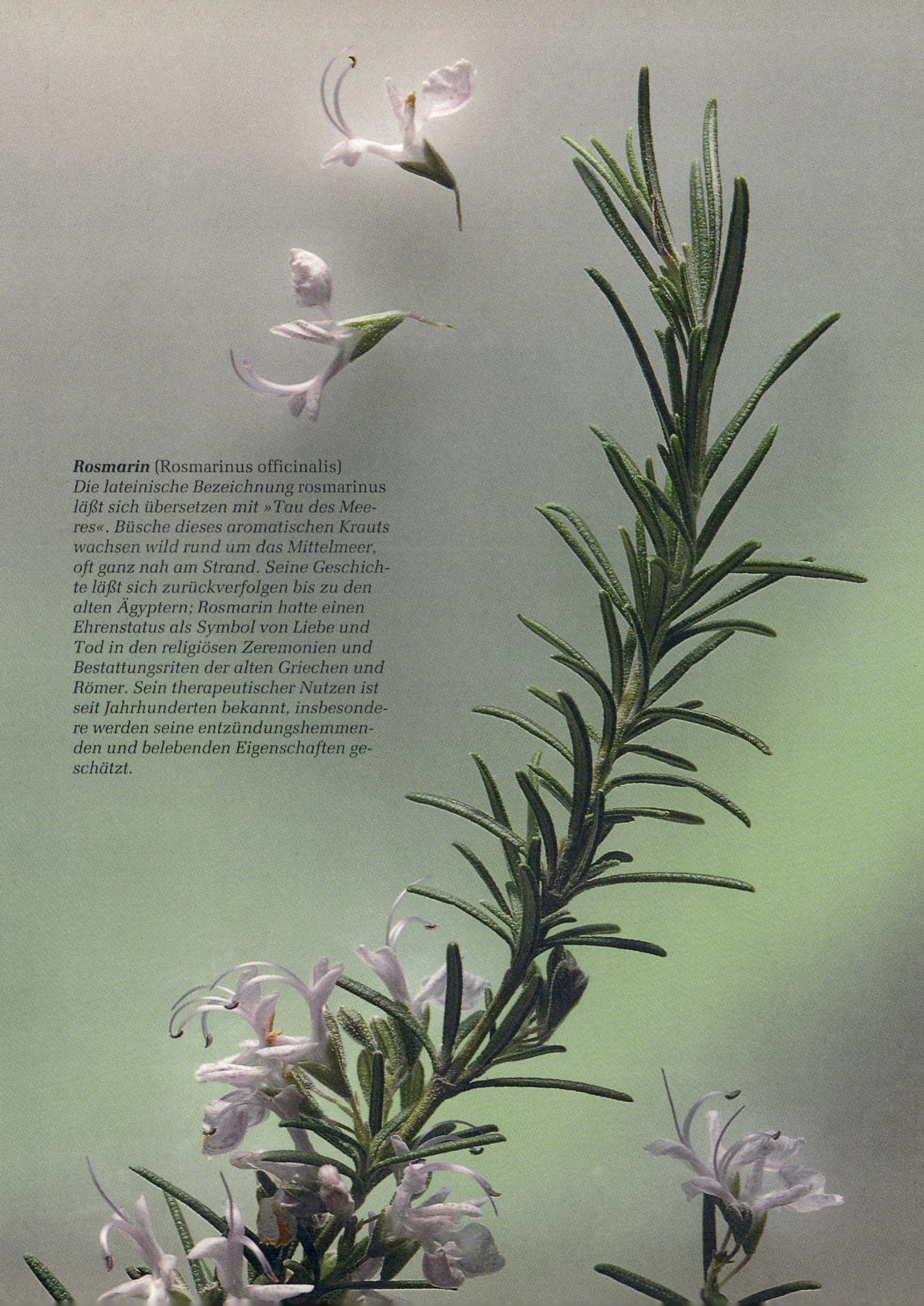

Rosmarin (Rosmarinus officinalis)
Die lateinische Bezeichnung rosmarinus läßt sich übersetzen mit »Tau des Meeres«. Büsche dieses aromatischen Krauts wachsen wild rund um das Mittelmeer, oft ganz nah am Strand. Seine Geschichte läßt sich zurückverfolgen bis zu den alten Ägyptern; Rosmarin hatte einen Ehrenstatus als Symbol von Liebe und Tod in den religiösen Zeremonien und Bestattungsriten der alten Griechen und Römer. Sein therapeutischer Nutzen ist seit Jahrhunderten bekannt, insbesondere werden seine entzündungshemmenden und belebenden Eigenschaften geschätzt.

Probleme mit Haut und Haaren

Die Haut ist der Verteidigungswall unseres Körpers gegen angreifende Krankheits- erreger wie Viren und Bakterien. Sie ist bedeckt mit einer Mischung aus Talg, einer öligen Substanz, die von Drüsen in Verbindung mit dem Haarbalg abgesondert wird (siehe Illustration auf S.17), und Schweiß, der aus den Poren kommt. Damit Ihre Haut glatt und elastisch bleibt, müssen Talg und Schweiß im richtigen Verhältnis vorhan- den sein. Verschiedene Faktoren, nicht zuletzt häufiges Waschen, ungesunde Ernährung, unausgeglichener Hormonhaushalt und Streß (S.36) beeinflussen das Entstehen beider Substanzen. Dann wird zuviel oder zuwenig abgesondert und es kommt zu fettiger oder trockener Haut. Viele ätherische Öle haben normalisierende Eigenschaften und können eine wichtige Rolle spielen beim Stabilisieren des Säurehaushalts der Haut.

Ekzem/Dermatitis

Ekzem oder Dermatitis ist eine nicht ansteckende Hautstörung. Es gibt ver- schiedene Varianten, doch charakteristischerweise gehören zu den Anzeichen juckende, trockene oder näs- sende Haut, die auch wund und schmerzhaft sein und gelegentlich blu- ten kann. Kontaktekzem, die häufigste Form, entwickelt sich als allergische Reaktion mit Jucken, Hautrötung und Bläschenbildung an jenen Stellen, die dem Reizstoff ausgesetzt sind. Ato- pisches Ekzem tritt besonders bei Perso- nen auf, in deren Familien Allergien (etwa Heuschnupfen oder Asthma) eher häufig vorkommen; kennzeichnend ist ausgesprochen trockene, stark juckende Haut. In beiden Fällen kann durch Krat- zen die trockene Haut aufspringen und nässen oder sich sogar entzünden. Es ist damit zu rechnen, daß Streß (S.36) und seelische Probleme die Symptome ver- schlimmern.

Nützliche Essenzen

Römische Kamille und Zypresse tragen mit ihren entzündungshemmenden Eigenschaf- ten zur Linderung bei. Geranie und Laven- del besänftigen, Wacholderbeere wirkt blu- treinigend. Sandelholz empfiehlt sich bei trockener Haut.

Behandlung

Wenn Ihr Ekzem Teil einer allergischen Reaktion ist, müssen Sie eventuell Ihre Lebensweise oder Umgebung ändern, um den Auslöser zu finden. Folgen Sie zunächst den Ernährungsratschlägen für Akne auf der gegenüberliegenden Seite, und suchen Sie gegebenenfalls ärztlichen Rat.
Kompressen: Schneiden Sie sich Auflagen (S.21), eventuell mit Aussparungen für Augen und Nase, bereiten Sie eine Mischung aus *je 2 Teilen Römische Kamille* und *Laven- del* und *1 Teil Geranie* für die entsprechende Menge kalten Wassers, und bedecken Sie die Hautpartie sorgfältig mit der Kompresse.
Einreibung oder Massage: Wenn Ihre Haut näßt, geben Sie *je 4 Tropfen Lavendel* und *Geranie* sowie *3 Tropfen Wacholderbeere* in *30 ml Trägerlotion* und behandeln damit morgens und abends die befallenen Stellen. Bei trockenem Ekzem fügen Sie *1 Tropfen Sandelholz* dazu und verwenden Trägeröl statt Lotion. Anzuwenden ebenfalls morgens und abends. Wenn Streß das Ekzem ver- schlimmert, massieren Sie sich mit Ihrer Mischung Schultern und Nacken (S.31) oder lassen sich mit der Ölmischung Rücken, Schultern und Nacken massieren (S.25/24).

Akne

Akne entsteht meist durch hormonelle Störungen oder falsche Ernährung, denn beides beeinflußt die Talgproduktion. Streß (S.36) kann das Leiden verschlimmern. Wenn Talg über den Bedarf der Haut hinaus produziert wird, lagert er sich im Haarbalg und rund um Nase und Kinn ab. Pickel und Entzündungen treten bei verstopften Poren auf.

Nützliche Essenzen

Zu den blutreinigenden und die Talgproduktion regulierenden Essenzen gehören Wacholderbeere, Zitrone und Zedernholz. Lavendel, Cajeput und Geranie sind antiseptisch und besänftigen, Römische Kamille und Petit Grain lassen Entzündungen zurückgehen.

Behandlung

Lebensweise: Sanfte ultraviolette Strahlung kann bei Akne sehr erleichtern; nutzen Sie jede Gelegenheit, sich im Freien aufzuhalten, aber übertreiben Sie das Sonnenbaden nicht.
Ernährung: Sorgen Sie für gesunde, ausgewogene Kost, meiden Sie stark gewürzte und fette Speisen, insbesondere Milchprodukte. Setzen Sie reichlich andere eiweiß- und kalziumhaltige Speisen auf Ihren Plan; trinken Sie täglich einen guten Liter Quellwasser.
Einreibung: Sie geben *je 5 Tropfen Wacholderbeere* und *Zedernholz* in eine halbe Tasse destilliertes oder Quellwasser, tränken kleine Wattebällchen mit der Mischung, drücken sie sachte aus und bewahren sie in einer kleinen Plastikdose auf; etwa alle 2 Stunden reinigen Sie Ihr Gesicht mit einem der feuchten Wattebällchen, abends baden Sie die Gesichtshaut in der Lösung. Ergänzend zu dieser Behandlung mischen Sie *je 3 Tropfen Zitrone, Petit Grain* und *Zedernholz* in *30 ml Jojobaöl* für eine sparsame Anwendung auf Gesicht und Nacken bei Nacht und in *30 ml Lotion* zum Auftragen am Morgen. Drücken Sie wegen Entzündungsgefahr und drohender Narbenbildung die Pickel nicht aus.

Dehnungsstreifen

Wenn die Haut längere Zeit stark gedehnt wird, etwa während einer Schwangerschaft, dann verliert sie an Elastizität, und es bilden sich weiße oder silbrig-rötliche Streifen. Durch eine Schwangerschaft sind am ehesten der Brustbereich und der Unterbauch betroffen; Mädchen, die sich in der Pubertät sehr rasch entwickeln oder Übergewicht haben, können diese Streifen an den Oberschenkeln, den Hüften und an der Brust bekommen. Obwohl überdehnte Haut nicht in ihren Ursprungszustand zurückverwandelt werden kann, wirken ätherische Öle doch erstaunlich regenerierend auf die Haut. Für Schwangere ist vorbeugen besser als heilen, und es muß nicht zu Dehnungsstreifen kommen, wenn die Essenzen umsichtig genutzt werden.

Nützliche Essenzen

Regenerierende Öle wie Lavendel, Weihrauch und Myrrhe eignen sich sowohl zur Vorbeugung als auch zur bedingten Verringerung von Dehnungsstreifen. Geranie ist eine sinnvolle Ergänzung für mehr Spannkraft. Das wirksamste Trägeröl in diesem Fall ist Calendula; gut auch noch in einer 50:50-Mischung mit Trauben- oder Mandelöl.

Vorbeugung

Einreibung: Damit die Haut feucht und elastisch bleibt und sich Dehnungsstreifen nicht so leicht bilden können, tragen Sie morgens und abends, beginnend im vierten Schwangerschaftsmonat, regelmäßig die folgende Mischung auf.

> **Ölmischung gegen Dehnungsstreifen**
> *je 3 Tropfen Weihrauch* und *Myrrhe*
> *6 Tropfen Lavendel*
> *4 Tropfen Geranie*
> *60 ml Calendula-Trägeröl*

ÄTHERISCHES GERANIENÖL

Verwendete Pflanzenteile: Blätter
Gewinnungsmethode: Wasserdampf-Destillation
Flüchtigkeit: Herznote (S.16)
Hauptbestandteile: Geraniol, Citronellol, Linalool

Eigenschaften, Wirkungsweise und Anwendungsmöglichkeiten

Das ätherische Öl der Rosengeranie ist ein Allzweckmittel. Es wirkt reinigend auf den Körper und richtet müde Geister auf. Es hat ein volles, süßes Aroma und in der Regel eine grünlich-gelbe Färbung.

Gefühlsbereich: Stimmungshebend; hilfreich gegen Streß; erleichtert bei Depressionen und Angstzuständen. Anzuwenden als Inhalation, Bad, Einreibung oder Massage und in der Aromalampe.

Atemwege: Reinigend und beruhigend; hilft gegen Erkältung und Grippe; erleichtert bei Hals- und Mundschleimhautentzündungen. Anzuwenden als Mundspülung oder Gurgelwasser.

Haut: Zusammenziehend und ausgleichend; reinigt und strafft die Haut, normalisiert die Talgabsonderung; vermindert Entzündungen; lindert Akne, trockenes Ekzem, *Herpes simplex*, Dehnungsstreifen und kleineren Wunden; gegen Läuse und Schuppen; besänftigt den Masernausschlag bei Kindern. Anzuwenden als Bad oder Einreibung.

Verdauungssystem: Straffend und reinigend; wirksam gegen Mundgeschwüre, Durchfall und Magen-Darm-Katarrh. Anzuwenden als Kompresse, Bad, Einreibung oder Massage.

Kreislauf: Zusammenziehend, anregend und antiseptisch; unterstützt die Ausscheidung von Schlackenstoffen; hilfreich bei Ödemen und Cellulite (Orangenhaut). Anzuwenden als Bad, Einreibung oder Massage.

Gynäkologischer Bereich: Stimuliert und reguliert die Hormonproduktion; hilft gegen Probleme vor Beginn der Periode (prämenstruelles Syndrom), bei Beschwerden in den Wechseljahren, gegen Scheideninfektionen und Sterilität. Anzuwenden als Inhalation, Kompresse, Bad, Einreibung oder Massage.

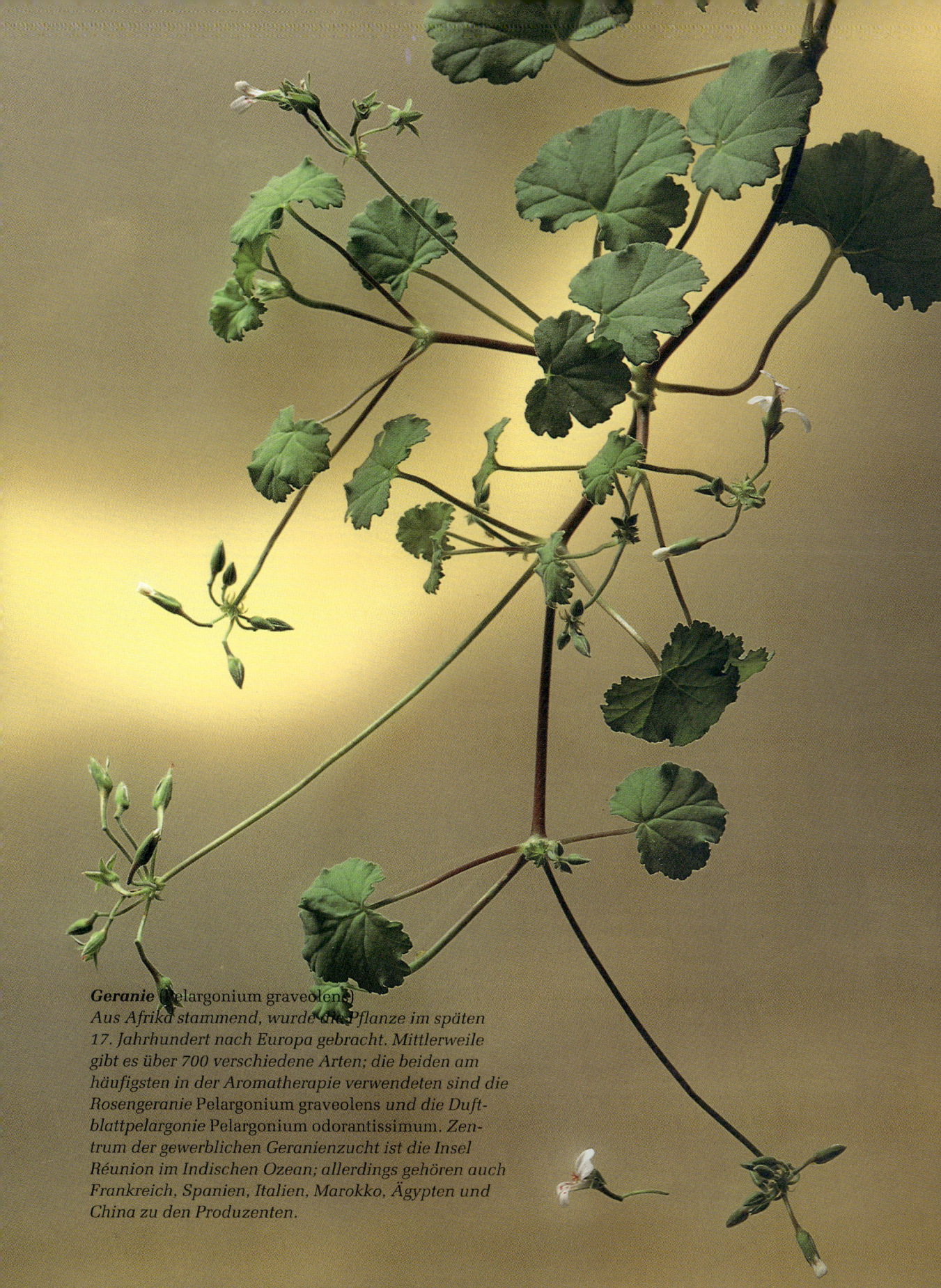

Geranie (Pelargonium graveolens)
*Aus Afrika stammend, wurde die Pflanze im späten
17. Jahrhundert nach Europa gebracht. Mittlerweile
gibt es über 700 verschiedene Arten; die beiden am
häufigsten in der Aromatherapie verwendeten sind die
Rosengeranie Pelargonium graveolens und die Duft-
blattpelargonie Pelargonium odorantissimum. Zentrum der gewerblichen Geranienzucht ist die Insel
Réunion im Indischen Ozean; allerdings gehören auch
Frankreich, Spanien, Italien, Marokko, Ägypten und
China zu den Produzenten.*

Herpes simplex

Das Virus *Herpes simplex I* äußert sich in kleinen Bläschen rund um den Mund; die Variante *Herpes simplex II* verursacht ähnliche Symptome im Genitalbereich und kann beim Geschlechtsverkehr übertragen werden. Erkältung, Erschöpfung und allgemein angegriffene Gesundheit können dazu beitragen, daß das Herpesvirus aktiv wird, denn vorhanden ist es im Körper fast aller Menschen. Wenn die aufgeplatzten Bläschen nicht behandelt werden, können sie sich eine Zeitlang weiter ausbreiten, ehe das Virus abstirbt. *Vorsicht*: Bei anhaltenden Symptomen sollten Sie ärztlichen Rat suchen. Die Variante I kann die Augen anstecken und dort Geschwüre verursachen; reiben Sie also nicht in den Augen, wechseln Sie Waschlappen und Handtuch täglich; waschen und trocknen Sie stets die Augen zuerst. Infizierte Augen sofort vom Augenarzt behandeln lassen.

Nützliche Essenzen

Geranie und Zitrone sollen virusvernichtende Kräfte haben, Eukalyptus und Lavendel besitzen antiseptische Eigenschaften. Die Mischung müßte hilfreich sein.

Behandlung

Einreibung: Geben Sie *je 4 Tropfen Zitrone, Eukalyptus* und *Geranie* in *15 ml Lotion* oder *Calendula-Trägeröl*, füllen Sie die Mischung in ein braunes Tropffläschchen, und behandeln Sie die erkrankten Stellen regelmäßig damit.

Schweißfuß

Verdickte, feuchte Haut zwischen den Zehen ist das erste Anzeichen von Schweißfuß, einer Pilzerkrankung, hervorgerufen durch *Tinea pedis*. Später fängt die Haut an zu jucken und trocknet aus, ehe sie aufspringt und sich schält.

Nützliche Essenzen

Tagetes, Lavendel und Tea-Tree haben pilztötende Wirkung.

Behandlung

Lebensweise: Trocknen Sie die Füße besonders zwischen den Zehen nach jedem Waschen gut ab, und wechseln Sie häufig die Strümpfe.

Fußbad: Weichen Sie Ihre Füße jeden Abend zehn Minuten lang in einem Becken mit warmem Wasser ein, dem Sie *je 2 Tropfen Tagetes, Lavendel* und *Tea-Tree* hinzugefügt haben.

Kompressen: Als Alternative zum Fußbad können Sie warme Kompressen (S.21) mit derselben Ölmischung auflegen. Decken Sie sie mit Plastik ab, und ziehen Sie über Nacht Socken drüber. (*Vorsicht:* Socken nicht zusammen mit anderen Kleidungsstücken waschen!)

Einreibung: Geben Sie dieselbe Mischung in *15 ml Calendula-Trägeröl*, und reiben Sie damit jeden Morgen gründlich die Zehenzwischenräume ein.

Schuppen

Schuppen können als feine, trockene, pulvrige Flöckchen auftreten oder als rauhe, wachsartige Schuppen, die die Kopfhaut stark reizen und an den Haaren kleben. Bei der zweiten Variante sollten Sie dem Drang zum Kratzen widerstehen, weil dadurch kleine Blutungen und Entzündungen entstehen könnten. Wenn Ihre Gesichtshaut fettig wird und sich Pickel zeigen, sollten Sie Ihr Haar häufig mit einem geeigneten Mittel waschen und eine Frisur wählen, die die Stirn frei läßt. Dieses Leiden wird oft verwechselt mit Ekzem (S. 56) oder Schuppenflechte der Kopfhaut; eine genaue Diagnose gibt es nur durch fachärztliche Untersuchung.

Nützliche Essenzen

Gegen fettige Schuppen verwenden Sie antiseptische und ausgleichende Öle wie Wacholderbeere, Zedernholz, Rosmarin und

Zitrone. Sehr trockene schuppige Kopfhaut und Haare werden am besten mit besänftigenden Ölen wie Lavendel, Geranie und Sandelholz behandelt.

Behandlung

Lebensweise und Ernährung: Wenn Sie zu fettigen Schuppen neigen, sollten Sie Ihr Haar oft mit einem milden Mittel waschen. Bewegen Sie sich viel an der frischen Luft, und folgen Sie den Ratschlägen für Akne-Patienten (S.57). Trockene Schuppen sind oft ein Anzeichen für Streß (Gegenmaßnahmen S.36).

Einreibung: Wählen Sie aus den folgenden Rezepten das für Sie passende, und lassen Sie die Mischung mindestens zwei Stunden oder über Nacht einwirken, ehe Sie die Haare waschen und gründlich spülen. Für die abschließende Spülung geben Sie auf einen Krug klares Wasser dieselbe Mischung ätherischer Öle und rühren gut um. Wiederholen Sie die Behandlung täglich oder jeden zweiten Tag; wenn die Wirkung einsetzt, reduzieren Sie auf zweimal wöchentlich. Wenn Ihre Kopfhaut rot wird und juckt, lindert vermutlich folgende Behandlung: Sie geben *je 2 Tropfen Geranie* und *Lavendel, 3 Tropfen Wacholderbeere* und *1 Tropfen Sandelholz* in *15 ml Trägerlotion* oder *-öl*, tragen eine kleine Menge auf die entzündete Stelle auf, lassen über Nacht einwirken und waschen den Kopf dann mit mildem, unparfumiertem Shampoo. Alle zwei bis drei Tage wiederholen. Sollte sich keine Besserung zeigen, brauchen Sie fachärztliche Hilfe.

> ### Ölmischung gegen trockene Schuppen
> *5 Tropfen Lavendel*
> *5 Tropfen Geranie*
> *2 Tropfen Sandelholz*
> *30 ml Trägeröl*

> ### Lotion gegen fettige Schuppen
> *6 Tropfen Atlas Zedernholz*
> *4 Tropfen Rosmarin*
> *4 Tropfen Zitrone*
> *30 ml Trägerlotion*

Haarausfall

Zeitweiliger Haarausfall kann Teil einer Reaktion auf starken Streß oder Schock sein, nach einer Geburt, nach schwerer Krankheit, als allergische Reaktion oder als Nebenwirkung einer Drogenbehandlung oder Chemotherapie auftreten. Insbesondere Streß kann die Kopfhaut so verspannen, daß nährstoffreiches Blut den einzelnen Haarbalg nicht mehr erreicht. Die hungernden Haarwurzeln schrumpfen im Haarbalg, die Haare fallen aus. Kahle Stellen auf Männerköpfen entstehen nach bestimmten Mustern und sind auf Erbfaktoren zurückzuführen, können aber auch durch Lebens- und Ernährungsweise ausgelöst werden. *Vorsicht:* Fleckenartige Kahlheit kann durch Ringwürmer oder andere Hauterkrankungen verursacht sein – fachärztliche Diagnose ist erforderlich.

Nützliche Essenzen

Rosmarin und Ylang Ylang regen an, Lavendel und Zedernholz gleichen aus.

Behandlung

Massage: Zarte Kopfmassage am Abend lockert die Verspannungen durch Streß. Mischen Sie sich das *Tonikum für gesunde Kopfhaut* und massieren Sie einige Tropfen so ein, daß die Kopfhaut über dem Schädelknochen bewegt wird, ohne daß die einzelnen Haare sich rühren. Nehmen Sie sich dazu ein paar Minuten Zeit, und wechseln Sie gelegentlich die Stelle, oder lassen Sie sich eine reguläre Kopfmassage geben (S.28).

> ### Tonikum für gesunde Kopfhaut
> *je 3 Tropfen Rosmarin und Ylang Ylang*
> *2 Tropfen Atlaszedernholz*
> *1/2 Teelöffel Wodka*
> *30 ml Orangenblüten- oder Melissengeist*

Erst verdünnen Sie die ätherischen Öle im Wodka, dann mischen Sie sie mit dem Orangenblüten- oder Melissengeist.

ÄTHERISCHES PFEFFERMINZÖL

Verwendete Pflanzenteile: Blätter
Gewinnungsmethode: Wasserdampf-Destillation
Flüchtigkeit: Herznote (S.16)
Hauptbestandteile: Menthol, Limonen, Menthon

Eigenschaften, Wirkungsweise und Anwendungsmöglichkeiten

Ätherisches Pfefferminzöl fördert allgemein körperliches und emotionales Wohlbefinden, obwohl seine heilenden Eigenschaften vor allem mit dem Verdauungssystem verbunden sind. Es hat ein leichtes, sauberes, erfrischendes Aroma und eignet sich gut zur Abwehr von Insekten.

Gefühlsbereich: Anregend und stärkend; wirkt aufmunternd und ist besonders effektiv in der Behandlung von Schocks; hilfreich bei Nervenschmerzen und zur Erleichterung allgemeiner Schwächezustände, bei Kopfschmerzen und Migräne. Anzuwenden als Inhalation, Bad oder Einreibung.

Atemwege: Antiseptisch und krampflösend; vermindert Schleimbildung, erleichtert bei Husten, Nebenhöhlenentzündung, Halsentzündung, Erkältung, Grippe, Asthma und Bronchitis. Anzuwenden als Inhalation, Bad und Einreibung.

Haut: Kühlend und reinigend; beruhigt juckende Haut, siehe jedoch Anmerkung unten; erleichtert bei Entzündungen und verstopften Poren. Anzuwenden als Bad oder Einreibung.

Verdauungssystem: Lindernd und krampflösend; erleichtert bei Übersäuerung, Sodbrennen, Durchfall, Magenverstimmung, Blähungen; auch sehr wirksam gegen Reise-/Seekrankheit und Übelkeit; bekämpft schlechten Atem. Anzuwenden als Gurgelmittel oder Einreibung.

Kreislauf: Kühlend; hilfreich gegen Krampfadern und Hämorrhoiden. Anzuwenden als Kompresse und Einreibung.

Gynäkologischer Bereich: Kühlend und Stauungen lösend; fördert die Regelmäßigkeit der Periode; erleichtert bei Hitzewallungen. Anzuwenden als Bad, Einreibung oder Massage.

Vorsicht: Pfefferminzöl in zu starker Konzentration verursacht Juckreiz – beachten Sie daher die Angaben zur Verdünnung. Halten Sie beim Inhalieren die Augen geschlossen. Meiden Sie dieses ätherische Öl, wenn Sie an Epilepsie oder anderen Nervenstörungen leiden (S.5).

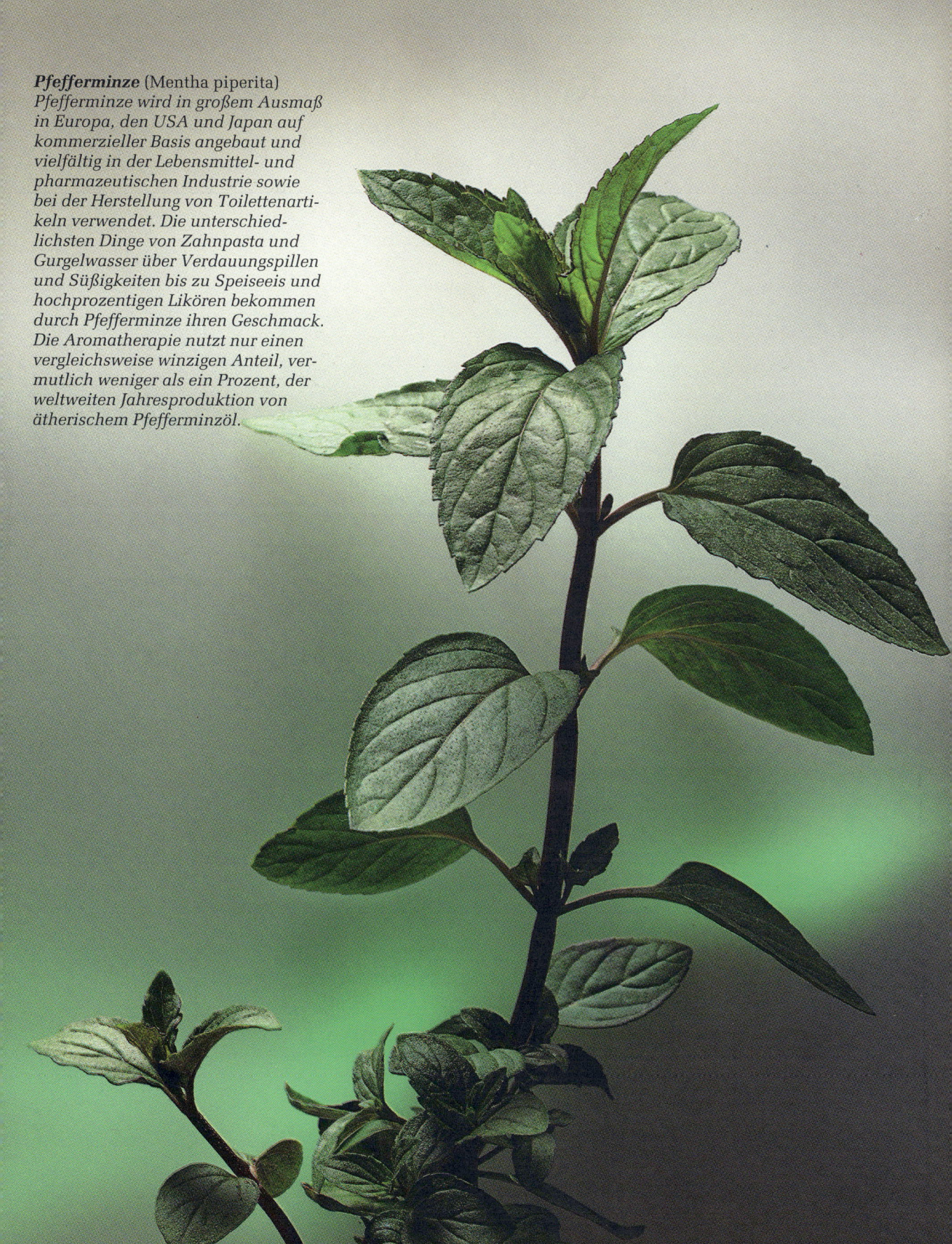

Pfefferminze (Mentha piperita)
Pfefferminze wird in großem Ausmaß in Europa, den USA und Japan auf kommerzieller Basis angebaut und vielfältig in der Lebensmittel- und pharmazeutischen Industrie sowie bei der Herstellung von Toilettenartikeln verwendet. Die unterschiedlichsten Dinge von Zahnpasta und Gurgelwasser über Verdauungspillen und Süßigkeiten bis zu Speiseeis und hochprozentigen Likören bekommen durch Pfefferminze ihren Geschmack. Die Aromatherapie nutzt nur einen vergleichsweise winzigen Anteil, vermutlich weniger als ein Prozent, der weltweiten Jahresproduktion von ätherischem Pfefferminzöl.

Probleme mit der Verdauung

Die normalen Verdauungsvorgänge können durch falsche Eßgewohnheiten leicht gestört werden. Andererseits sorgen natürliche Vollwerternährung mit genügend Ballaststoffen und Flüssigkeit (S.36) sowie regelmäßige Mahlzeiten mit dafür, daß der Stuhl fest, aber feucht bleibt und leicht durch den Körper transportiert wird. Zusätzlich können viele ätherische Öle durch ihre anregenden, straffenden oder krampflösenden Eigenschaften zum gesunden Funktionieren des Verdauungssystems beitragen. Als Massage, Inhalation oder Einreibung können sie genauso Verdauungsprobleme lindern wie als Medizin geschluckt. Letzteres wird zur Eigentherapie *nicht* empfohlen (siehe *Merke,* S.19).

Sodbrennen

Sodbrennen ist gekennzeichnet durch ein brennendes, einengendes Gefühl in der Brustmitte. Der oft gleichzeitig spürbare schlechte Geschmack wird von aufsteigender Magensäure verursacht. Hastiges Essen, ungünstige Nahrungszusammenstellung oder seelische Probleme können zugrunde liegen. Bei Schwangeren (S.5) oder übergewichtigen Frauen kann Sodbrennen auch durch stärkeren Druck auf den Magen entstehen.

Nützliche Essenzen

Pfefferminze und Zitrone sind verdauungsfördernd; Sandelholz entspannt.

Behandlung

Massage: Sie tragen etwas von der folgenden Lotion auf das Brustbein und den darunterliegenden Bereich auf und massieren mit gleichmäßigem Druck der kreisenden Handflächen.

> **Lotion zum Regulieren der Magensäure**
> *je 2 Tropfen Zitrone und Pfefferminze*
> *3 Tropfen Sandelholz*
> *15 ml Trägerlotion*

Magenverstimmung und Blähungen

Wenn beides häufiger vorkommt, gibt es sicher Ursachen wie zu reichliches, zu rasches oder unregelmäßiges Essen. Auch emotionale Spannungen führen zu Unwohlsein. *Vorsicht:* Wenn Ihre Probleme sich verschlimmern oder Sie an Gewicht verlieren, sollten Sie zum Arzt gehen, weil Gallensteine oder ein Magengeschwür die Ursache sein könnten.

Nützliche Essenzen

Zitrone, Kreuzkümmel, Pfefferminze, Ingwer, Wacholderbeere, Lavendel, Rosmarin, Römische Kamille und Majoran sind allesamt förderlich.

Behandlung

Ernährung: Meiden Sie blähende Speisen wie Hülsenfrüchte und kohlensäurehaltige Getränke.
Einreibung oder Massage: Geben Sie *4 Tropfen Pfefferminze* und *je 2 Tropfen Wacholderbeere* und *Kreuzkümmel* in *15 ml Trägerlotion*. Tragen Sie die Mischung im betroffenen Bauchbereich auf, oder lassen Sie sich damit massieren (S.30).

Mundschleimhautentzündung

Ursache sind möglicherweise falsche Ernährung, Vitaminmangel, Magen- oder Verdauungsstörungen oder eine Lebensmittelallergie. Meist sind Gaumen- und Wangenschleimhaut oder der Zungenrand betroffen und oft gerade dann, wenn Sie besonders unter Druck, erschöpft von zuviel Arbeit oder zuwenig Schlaf sind. Es kann sich auch um eine bakterielle, Pilz- oder Virusinfektion handeln – dagegen hilft Aromatherapie am besten. *Vorsicht:* Gehen Sie zum Arzt, wenn Sie nicht schmerzende, aber andauernde Mundgeschwüre haben, wenn sie in weißen Flecken auftreten oder in Verbindung mit wunden Stellen im Genitalbereich.

Nützliche Essenzen
Stark antiseptische Öle wie Tea-Tree, Zitrone oder Geranie wirken gut gegen Geschwüre bakteriellen oder viralen Ursprungs. Myrrhe, Tea-Tree und Lavendel sollen auch pilztötende Eigenschaften haben.

Behandlung
Ernährung: Achten Sie bei gesunder, vielseitiger Kost besonders auf Vitamin B-reiche Bestandteile.

Einreibung: Mischen Sie *5 Tropfen Tea-Tree, 3 Tropfen Zitrone* und *2 Tropfen Myrrhe* mit *15 ml Trägeröl,* und tragen Sie es in regelmäßigen Abständen mit dem Finger auf die befallenen Stellen auf.

Mundspülung: Zusätzlich können Sie *je 1 Tropfen Tea-Tree, Geranie* und *Lavendel* in 1/2 Glas Wasser geben und drei- bis viermal täglich den Mund damit spülen (S.21).

Durchfall
Häufig wird Durchfall von Speisen verursacht, die mit Bakterien verseucht waren. Er kann aber auch Folge einer Virusinfektion, einer Unverträglichkeit, einer Nahrungsumstellung oder starker negativer Empfindungen sein. Dauernder Streß (S.36) kann den Verdauungsprozeß ebenfalls unterbrechen, woraus dann eine chronische Form des Leidens

wird. *Vorsicht*: Akute Anfälle verbunden mit heftigem Erbrechen können Zeichen einer Lebensmittelvergiftung sein und erfordern ärztliches Eingreifen. Suchen Sie auch ärztlichen Rat, wenn der Durchfall mehrere Tage anhält oder immer wiederkommt.

Nützliche Essenzen
Austrocknende, zusammenziehende Öle sind Zypresse, Wacholderbeere, Geranie und Zitrone; Sandelholz besänftigt eher. Pfefferminze und Römische Kamille wirken krampflösend, Tea-Tree antibakteriell. Sandelholz, Römische Kamille und Geranie mit ihrer entspannenden Eigenschaft können besonders bei Streß helfen.

Vorbeugung
Auf Reisen in heißen Ländern sollten Sie alle rohen Früchte und Gemüse schälen und nur abgekochtes oder Wasser aus der Originalflasche trinken.

Behandlung
Ernährung: Um den Flüssigkeitsverlust während eines Anfalls auszugleichen, sollten Sie den Saft von *1 Orange* mit *1/2 Teelöffel Salz* und *1 Teelöffel Honig* mischen, das Glas mit Wasser auffüllen und schlückchenweise trinken, bis die Symptome sich bessern.

Massage: Massieren Sie sich mit der folgenden Mischung den Unterbauch und die untere Rückenpartie (S.32) im Uhrzeigersinn. Alle paar Stunden wiederholen, bis Besserung eintritt. Sie können sich natürlich auch massieren lassen (S.30/25).

Zusammenziehende und stabilisierende Mischung
je 3 Tropfen Tea-Tree und Pfefferminze
je 2 Tropfen Geranie und Sandelholz
30 ml Trägerlotion oder -öl

Bad: Geben Sie *je 3 Tropfen Geranie* und *Wacholderbeere* und *2 Tropfen Pfefferminze* ins Badewasser.

ÄTHERISCHES ZYPRESSENÖL

Verwendete Pflanzenteile: Zweige, Nadeln und Zapfen
Gewinnungsmethode: Wasserdampf-Destillation
Flüchtigkeit: Herznote (S.16)
Hauptbestandteile: Pinen, Caren, Cedrol

Eigenschaften, Wirkungen und Anwendungsmöglichkeiten

Ätherisches Zypressenöl ist besonders wohltuend für Kreislauf und Gefäßsystem. Es hat sowohl zusammenziehende wie blutstillende Eigenschaften. Das Öl hat eine leicht gelbliche Färbung und ein volles warmes Holzaroma.

Gefühlsbereich: Beruhigend und lindernd; hilft den Geist von Trauer zu befreien und macht bereit zum Einschlafen; wirkt gegen Schlaflosigkeit. Anzuwenden als Inhalation, Bad, Einreibung oder Massage und in der Aromalampe.

Atemwege: Krampflösend und antiseptisch; erleichtert bei Krampfhusten und Kehlkopfentzündung. Anzuwenden als Inhalation, zum Gurgeln, als Bad oder Einreibung und in der Aromalampe.

Haut: Zusammenziehend und besänftigend; reguliert die Talgabsonderung bei fettiger Haut; vermindert Schweißausbrüche, erleichtert bei Ekzemen. Anzuwenden als Einreibung.

Verdauungssystem: Antiseptisch und krampflösend; lindernd bei Durchfall. Anzuwenden als Bad oder Einreibung.

Kreislauf: Zusammenziehend und blutstillend; erleichtert bei Ödemen und Cellulite (Orangenhaut); unschätzbar bei der Behandlung von Krampfadern, Hämorrhoiden, Hoch- und Niederdruckkrisen, Frostbeulen und zerstörten Kapillargefäßen. Anzuwenden als Einreibung.

Muskeln: Stärkend; hilft gegen Krämpfe; vermindert Anschwellungen bei Rheumatismus. Anzuwenden als Bad, Kompresse, Einreibung oder Massage.

Gynäkologischer Bereich: Krampflösend und blutstillend; gefäßverengend bei stärkeren Blutungen und übermäßigem Blutverlust; erleichtert bei Menstruationsschmerzen und in den Wechseljahren; nützlich nach der Entbindung zur Kontrolle des Blutverlusts und zur Beruhigung des Scheidengewebes. Anzuwenden als Kompresse, Bad, Einreibung oder Massage.

Vorsicht: Meiden Sie dieses ätherische Öl, wenn Sie unter Bluthochdruck leiden (S.5).

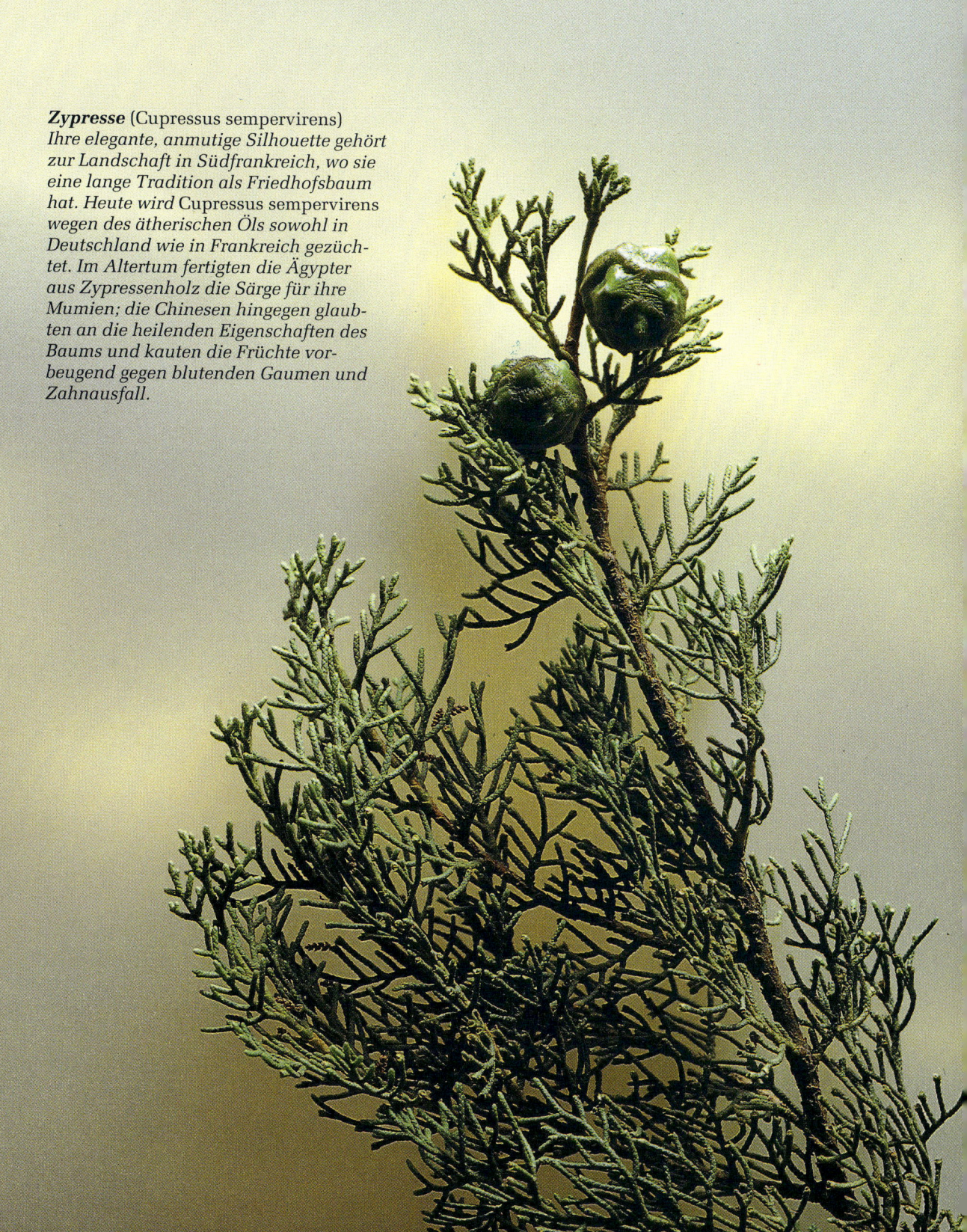

Zypresse (Cupressus sempervirens)
*Ihre elegante, anmutige Silhouette gehört
zur Landschaft in Südfrankreich, wo sie
eine lange Tradition als Friedhofsbaum
hat. Heute wird* Cupressus sempervirens
*wegen des ätherischen Öls sowohl in
Deutschland wie in Frankreich gezüchtet. Im Altertum fertigten die Ägypter
aus Zypressenholz die Särge für ihre
Mumien; die Chinesen hingegen glaub-
ten an die heilenden Eigenschaften des
Baums und kauten die Früchte vorbeugend gegen blutenden Gaumen und
Zahnausfall.*

Übelkeit

Manchmal ist Übelkeit die Vorstufe von Erbrechen; sie kommt aber auch unabhängig davon vor. Schwere oder fette Gerichte, unangenehmer Geschmack oder Geruch und emotionale Belastungen können der Auslöser sein. Häufig tritt sie in Verbindung mit See- oder Flugreisen auf und in den ersten Monaten der Schwangerschaft (S.5) – typischerweise als morgendliche Übelkeit.

Nützliche Essenzen

Übelkeit aus psychischen Gründen spricht vermutlich auf entspannende Öle wie Sandelholz, Lavendel und Rose an, während Pfefferminze und Schwarzpfeffer erleichternd wirken, wenn falsche Eßgewohnheiten zugrunde liegen. Mandarine empfiehlt sich bei morgendlicher Übelkeit; bei Flug- und Seekrankheit beruhigen Kreuzkümmel, Ingwer und Pfefferminze den Magen. Gegen Benommenheit helfen Kreuzkümmel und Echte Melisse. Wenn sich beim ersten Versuch kein Erfolg einstellt, versuchen Sie es mit je einem Öl gegen jeden Typ.

Vorbeugung

Einreibung: Gegen Reisekrankheit mischen Sie *je 4 Tropfen Pfefferminze* und *Kreuzkümmel* oder *Ingwer* in *30 ml Trägerlotion* oder *-öl*. Damit reiben Sie vor Reiseantritt ganz dünn Brust und Magen ein. Bei Bedarf können Sie dieselbe Mischung, ohne Träger, während der Reise inhalieren.

Behandlung

Inhalieren: Diese Methode wirkt bei jeder Art von Übelkeit. Sie träufeln *einige Tropfen Pfefferminze und Lavendel* auf ein Tuch und geben noch ein paar Tropfen jener Essenz dazu, die in Ihrem Fall angezeigt ist. Dreimal ganz tief einatmen.

Einreibung oder Massage: Gegen ernährungsbedingte Übelkeit mischen Sie *je 3 Tropfen Pfefferminze* und *Schwarzpfeffer* sowie *2 Tropfen Rose* mit *30 ml Trägerlotion* und tragen sie in der Magengegend auf, oder lassen Sie sich in diesem Bereich massieren (S.30).

Verstopfung

Verstopfung kann auf zuwenig körperlicher Bewegung, zuwenig Ballaststoffen in der Ernährung, Drogenbehandlung, dauerndem Streß (S.36) oder einfach auf einer Umstellung Ihres Tagesrhythmus beruhen. *Vorsicht:* Bei älteren Personen, die bisher keine derartigen Probleme hatten, könnte es sich um Anzeichen einer schwereren Erkrankung handeln; ärztlicher Rat ist nötig.

Nützliche Essenzen

Römische Kamille, Bitterorange, Schwarzpfeffer, Mandarine und Rosmarin wirken verdauungsfördernd und in diesem Zusammenhang am besten. Bei Streß hilft neben Römischer Kamille auch Majoran.

Behandlung

Lebensweise: Versuchen Sie bewußt, regelmäßige Stuhlgangzeiten einzuhalten, etwa gleich morgens nach dem ersten warmen Getränk. Regelmäßige körperliche Bewegung ist besonders wichtig bei überwiegend sitzender Berufstätigkeit.

Ernährung: Trinken Sie soviel wie irgend möglich, und nehmen Sie ballaststoffreiche Vollwertkost zu sich, viel ungespritztes Obst mit Schale, Gemüse und Vollkorngetreide. Verzichten Sie darauf, gewohnheitsmäßig Abführmittel zu nehmen, denn das mag zunächst wirken, schwächt auf Dauer aber die Darmmuskulatur und kann zu chronischer Verstopfung führen.

Massage: Regelmäßige Eigenmassage ist sehr wirkungsvoll, sollte allerdings ergänzt werden durch das Befolgen obiger Ratschläge. Geben Sie *je 3 Tropfen Majoran* und *Rosmarin* sowie *2 Tropfen Römische Kamille* in *30 ml Trägeröl*. Arbeiten Sie täglich ein paar Minuten lang mit festen, ruhigen Griffen das Öl im Uhrzeigersinn in den Unterbauch und die Lendengegend ein (S.32), oder lassen Sie sich an diesen Stellen massieren (S.30 und 25), um noch besser zu entspannen.

Probleme mit dem Kreislauf

Ohne effizienten Kreislauf von Blut und Lymphe gibt es keine Gesundheit. Das Blut transportiert die Nährstoffe und den Sauerstoff in jede Zelle. Die Lymphe entfernt Schlackenstoffe und überschüssiges Wasser aus dem Gewebe. Die in beiden enthaltenen weißen Blutkörperchen lassen uns Fremdkörper, etwa Viren und Bakterien, abwehren und überwinden. Ungesunde Eßgewohnheiten, Mangel an Bewegung und Streß (S.36) wirken sich nachteilig auf den Kreislauf aus und schwächen die Immunkräfte. Ätherische Öle können durch die allerfeinsten Kapillargefäße direkt in den Blutkreislauf gelangen. Manche haben anregende Kräfte, während andere blutdrucksenkend wirken.

Herzklopfen

Als Reaktion auf starke Gefühle wie Zorn, Angst oder Vorfreude, aber auch nach körperlicher Anstrengung, nach dem Genuß anregender Getränke, bestimmter Drogen oder nach dem Rauchen kann Ihr Herz anfangen zu flattern, stärker oder schneller zu schlagen. Lindernde Essenzen können rasch Erleichterung bringen; ist das nicht der Fall oder treten die Beschwerden bald wieder auf, brauchen Sie ärztliche Hilfe.

Nützliche Essenzen

Bei emotionalen Ursachen helfen beruhigende Öle wie Neroli, Echte Melisse, Lavendel, Mandarine und Ylang Ylang.

Behandlung

Ernährung: Verzichten Sie auf Kaffee, Tee und koffeinhaltige Limonaden, ebenso auf das Rauchen – oder schränken Sie es zumindest stark ein.

Inhalieren: Sie geben *1 Tropfen Neroli* auf Ihre Handfläche, halten die Hand wie ein Schüsselchen um Ihre Nase und inhalieren tief (S.21). Ersatzweise können Sie auch *je ein paar Tropfen Neroli, Lavendel* und *Ylang Ylang* auf ein Tuch geben und tief einatmen.

Massage: Lassen Sie sich Nacken, Brust und Rücken mit der folgenden Mischung massieren: *4 Tropfen Neroli* und *je 3 Tropfen Lavendel* und *Ylang Ylang* in *15 ml Trägeröl*.

Niedriger Blutdruck

Bei manchen Menschen ist niedriger Blutdruck physiologisch begründet. Das gilt als gesund; kommen allerdings schwacher Kreislauf, Schwindelanfälle und/oder Ohnmacht dazu, ist eine ärztliche Diagnose unerläßlich. Die Symptome können von zeitweiligem Druckabfall verursacht sein – dann sprechen sie auf Aromatherapie gut an. *Vorsicht:* Sie können auch ein drohendes Herzversagen anzeigen, was dringend ärztlicher Behandlung bedarf. Auch eine Überdosis von Medikamenten gegen zu hohen Blutdruck kann zu ähnlichen Symptomen führen.

Nützliche Essenzen

Stärkende Öle wie Schwarzpfeffer und Rosmarin verbessern den Kreislauf.

Behandlung

Lebensweise: Sorgen Sie für regelmäßige Bewegung.

Massage: Bitten Sie jemand um regelmäßige Ganzkörpermassage (S.24-30) mit einer Mischung aus *je 3 Tropfen Rosmarin* und *Schwarzpfeffer* in *15 ml Trägeröl*, bzw. benutzen Sie Lotion als Träger für Eigenmassage (S.31/32).

Bad: Für ein anregendes Bad geben Sie *je 3 Tropfen Rosmarin* und *Schwarzpfeffer* ins Wasser.

ÄTHERISCHES WACHOLDERBEERÖL

Verwendete Pflanzenteile: Reife Beeren
Gewinnungsmethode: Wasserdampf-Destillation
Flüchtigkeit: Herznote (S.16)
Hauptbestandteile: Pinen, Terpineol, Cadinen

Eigenschaften, Wirkungen und Anwendungsmöglichkeiten

Ätherisches Wacholderbeeröl ist vorwiegend für seine antiseptischen und entwässern-den Eigenschaften bekannt. Das frische Öl ist farblos bis blaßgelb, wird aber mit der Zeit dunkler und dickflüssiger. Das frische Aroma erinnert an Zypresse (beide Pflanzen gehören zur selben Familie), ist aber schärfer und pfeffriger.

Gefühlsbereich: Beruhigend und belebend; hilfreich zur Überwindung von Angstzu-ständen, Schlaflosigkeit und geistiger Erschöpfung. Anzuwenden als Bad, Einreibung oder Massage und in der Aromalampe.

Haut: Zusammenziehend und reinigend; wohltuend bei Akne, Schuppen und nässen-dem Ekzem, reduziert die Überproduktion von Talg. Anzuwenden als Maske, Kom-presse oder Einreibung.

Verdauungssystem: Antiseptisch und förderlich für den Abgang von Winden; erleich-tert bei Magenverstimmung, Blähungen, Durchfall und Kolik. Anzuwenden als Bad, Kompresse, Einreibung oder Massage.

Kreislauf: Anregend und entwässernd; hilft den Blutdruck zu senken; reinigt den Kör-per, erleichtert bei Ödemen, Orangenhaut, Krampfadern und Hämorrhoiden; stärkt die Nieren. Anzuwenden als Bad, Einreibung oder Massage.

Muskeln: Belebend und anregend; hilft gegen Muskelschmerzen und Rheuma. Anzuwenden als Kompresse, Bad, Einreibung oder Massage.

Gynäkologischer Bereich: Entwässernd; wirksam gegen unregelmäßige und schmerz-hafte Menstruation; unschätzbar bei geschwollenen Brüsten während der Periode. Anzuwenden als Bad, Kompresse oder Einreibung.

Ätherisches Wacholderbeeröl kann auch bei Blasenkatarrh helfen, wenn es als Bad oder Einreibung Verwendung findet.

Vorsicht: Verzichten Sie auf dieses Öl in den ersten fünf Monaten einer Schwanger-schaft (S.5) und bei schwerer Nierenerkrankung, weil es die Nieren überstimulieren kann, wenn es in den Blutkreislauf gelangt ist.

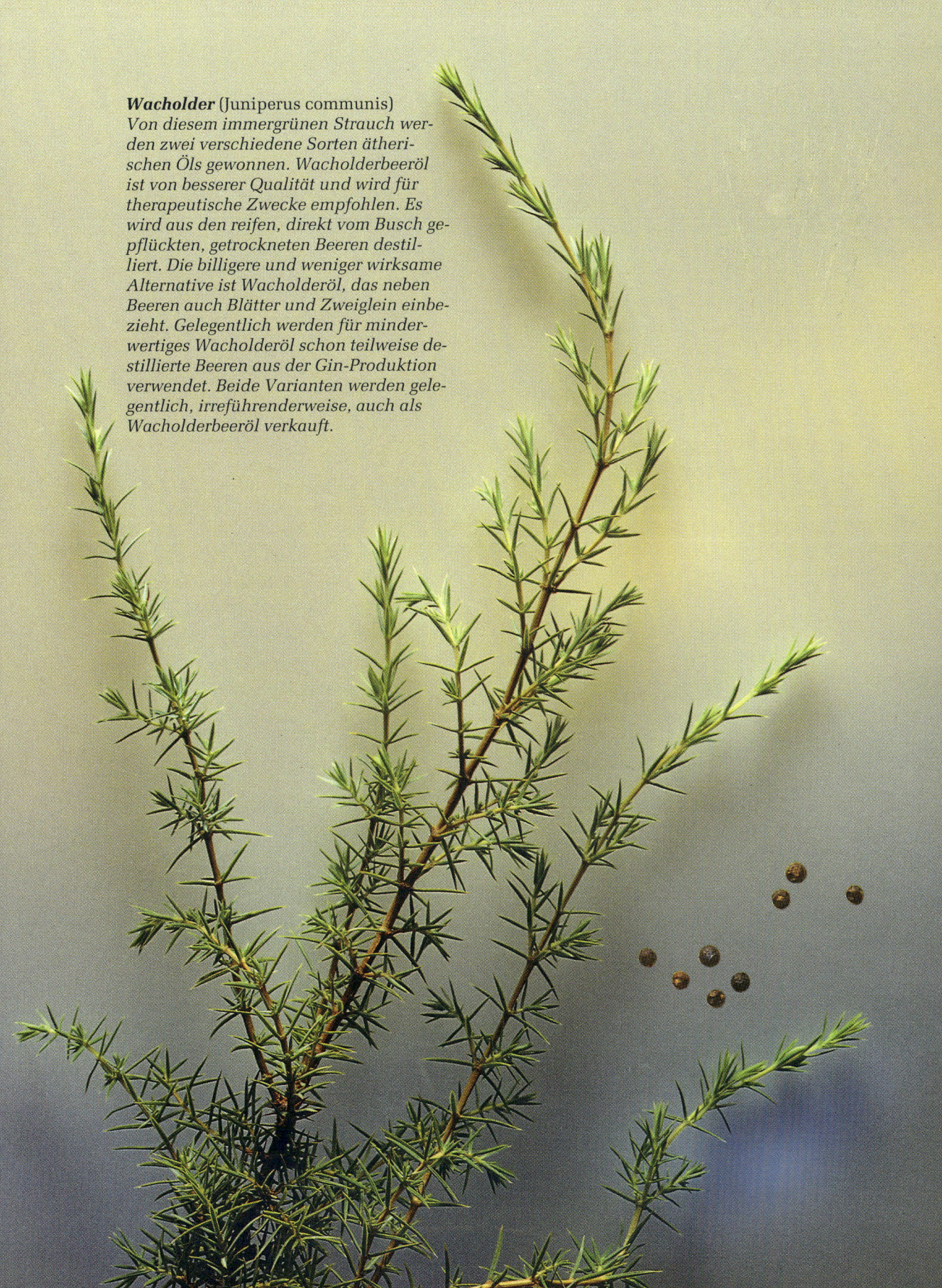

Wacholder (Juniperus communis)
Von diesem immergrünen Strauch werden zwei verschiedene Sorten ätherischen Öls gewonnen. Wacholderbeeröl ist von besserer Qualität und wird für therapeutische Zwecke empfohlen. Es wird aus den reifen, direkt vom Busch gepflückten, getrockneten Beeren destilliert. Die billigere und weniger wirksame Alternative ist Wacholderöl, das neben Beeren auch Blätter und Zweiglein einbezieht. Gelegentlich werden für minderwertiges Wacholderöl schon teilweise destillierte Beeren aus der Gin-Produktion verwendet. Beide Varianten werden gelegentlich, irreführenderweise, auch als Wacholderbeeröl verkauft.

Hoher Blutdruck

Der Druck, mit dem das Herz Blut durch den Körper pumpt, ist individuell leicht unterschiedlich. Er kann sich auch im Lauf des Tages ändern, sich nach körperlicher Anstrengung oder unter Streß erhöhen. Wenn er längere Zeit erhöht bleibt, also Hypertonie entsteht, muß das nicht von anderen Symptomen begleitet sein. Sie sollten deshalb vom Arzt regelmäßig den Blutdruck kontrollieren lassen. Verschiedene Faktoren, etwa Streß (S.36), Rauchen, zuviel Salz, Alkohol und fette Speisen, können indirekt zu hohem Blutdruck führen. *Vorsicht:* Setzen Sie auf keinen Fall die ärztlich verordneten Medikamente ab.

Nützliche Essenzen

Muskatellersalbei, Zitrone, Majoran, Echte Melisse, Mandarine und Ylang Ylang können allesamt den Blutdruck senken, während Lavendel entspannt. Wacholderbeere kann die Nierenfunktion verbessern.

Behandlung

Lassen Sie sich nach Möglichkeit regelmäßig von einer Aromatherapeutin massieren.
Lebensweise: Sorgen Sie für regelmäßige Bewegung, aber meiden Sie plötzliche körperliche Anstrengungen. Raucher sollten das Rauchen einstellen oder stark einschränken und lieber ätherische Öle zur Streßbewältigung nutzen.
Ernährung: Halten Sie sich an einen gesunden, ausgewogenen Speiseplan, reduzieren Sie Salz, Zucker, tierische Fette, Alkohol und aufputschende Getränke. Besonders blutdrucksenkend wirkt Knoblauch, in Kapselform oder frisch und roh in Verbindung mit reichlich Petersilie genossen.
Bad: Geben Sie zweimal pro Woche ins abendliche Badewasser *je 3 Tropfen Majoran* und *Ylang Ylang.*
Einreibung: Verwenden Sie die Öle der *lindernden Mischung* in *15 ml Trägerlotion,* und reiben Sie damit jeden Abend Brust und Fußsohlen ein.
Massage: Lassen Sie sich regelmäßig Brust, Bauch und Rücken mit der folgenden Mischung massieren (S.29,30 und 25).

> ### Linderndes Massageöl
> *je 2 Tropfen Wacholderbeere und*
>   *Muskatellersalbei*
> *4 Tropfen Zitrone*
> *1 Tropfen Ylang Ylang*
> *15 ml Trägeröl*

Ödeme

Vor Beginn jeder Regelblutung oder während einer Schwangerschaft (S.5) kann sich in Bauch und Brüsten, aber auch in den Beinen und an den Knöcheln Körperflüssigkeit (»Wasser«) ansammeln. *Vorsicht:* Wenn die Symptome nicht mehr verschwinden oder mit Nieren- oder Herzbeschwerden verbunden sind, sollten Sie unbedingt den Arzt fragen.

Nützliche Essenzen

Wacholderbeere, Lavendel und Rosmarin wirken stark entwässernd, die beiden ersten helfen auch beim Abbau von begleitendem Streß (S.36). Geranie und Zypresse wirken belebend.

Behandlung

Massage: Sie mischen *3 Tropfen Walcholderbeere* und *je 2 Tropfen Rosmarin* und *Lavendel* in *30 ml Trägeröl* und lassen sich damit die Waden, die Lendengegend und den Bauch massieren (S.26,25,30). Bei prämenstruellem Ödem beginnen Sie die Behandlung einige Tage vor Beginn der zu erwartenden Schwellung.
Kompresse: Zur Erleichterung bei prämenstruellem Ödem machen Sie eine warme Kompresse (S.21) aus *je 3 Tropfen Rosmarin* und *Wacholderbeere* und *je 2 Tropfen Lavendel* und *Zypresse.* Eine Woche vor Beginn der Regel bedecken Sie damit jede Nacht die betroffenen Körperteile.

Orangenhaut / Cellulite

Dieses Leiden betrifft vorwiegend Frauen und äußert sich als runzliges, klumpiges, an Orangenschalen erinnerndes Zellgewebe an Oberschenkeln, Pobacken und gelegentlich Oberarmen. Meist, aber nicht immer, betrifft es übergewichtige Frauen, zurückzuführen ist es vermutlich auf einen Stau von Körperflüssigkeit und Schlackenstoffen im Gewebe wegen zu geringer Lymphzirkulation. Cellulite darf nicht mit Cellulitis verwechselt werden, dem medizinischen Ausdruck für eine Gewebsentzündung durch Infektion.

Nützliche Essenzen

Wacholderbeere und Geranie entgiften und tragen, wie die reinigenden Eigenschaften von Rosmarin, mit zum Flüssigkeitsabbau bei. Zu den entstauenden Ölen gehören Lavendel und Patchouli; Zypresse belebt den Kreislauf.

Behandlung

Massage: Sie verdünnen *je 4 Tropfen Wacholderbeere* und *Rosmarin* sowie *je 3 Tropfen Zypresse* und *Patchouli* in *30 ml Trägeröl* oder *-lotion* und massieren mit kreisenden Bewegungen zweimal täglich die betroffenen Stellen unter stetigem Druck Ihrer Handflächen. Zusätzlich können Sie sich täglich eine Rücken- und Beinmassage machen lassen (S.25-27).

Krampfadern

Der Blutkreislauf von den Beinen zum Herzen wird unterstützt von Muskelkontraktionen und von Klappen in den Venen, die ein Zurückfließen verhindern. Sehr langes Sitzen oder Stehen, mangelnde Bewegung und eine Schwäche dieser Klappen können den Blutstrom behindern, einen Stau verursachen und die Venenwände überdehnen. Als Folge können an den Beinen vergrößerte, verdrehte blaue Venen, sogenannte Krampfadern, auftreten; oft sind sie sehr schmerzhaft.

Hämorrhoiden sind eine besondere Art von Krampfadern, die im Mastdarm (innerliche H.) oder um die Afteröffnung (äußerliche H.) vorkommen und gelegentlich bluten. Ständige Blutungen können Anämie (Blutarmut) verursachen und sollten vom Arzt behandelt werden. Verstopfung und Druck auf den Magen während der Schwangerschaft sind zwei der häufigsten Ursachen.

Nützliche Essenzen

Pfefferminze, Zitrone und Zypresse fördern das Zusammenziehen der Venen. Zitrone, Wacholderbeere und Rosmarin regen den Kreislauf an, während Pfefferminze und Sandelholz bei Reizungen lindern.

Behandlung

Manchmal wird zu Spritzen oder zum Entfernen schlimmer Krampfadern geraten, doch das sind meist nur Lösungen auf Zeit, weil danach andere Venen unter Druck geraten und dasselbe Problem wieder auftritt.

Lebensweise: Zum Verringern von Krampfadern in den Beinen sollten Sie regelmäßig spazierengehen. Wenn Sie lange stehen müssen, sollten Sie häufig abwechselnd auf Zehenspitzen und Fersen stehen, um die Wadenmuskulatur zu beanspruchen.

Ernährung: Verringern Sie Fleisch- und Salzgenuß, essen Sie viel Knoblauch und Petersilie. Um Hämorrhoiden möglichst zu verhindern, sollten Sie den Ernährungsvorschlägen gegen Verstopfung (S.68) folgen.

Einreibung: Behandeln Sie die betroffenen Stellen morgens und abends mit einer Mischung aus *3 Tropfen Zypresse, 2 Tropfen Sandelholz* und *1 Tropfen Minze* in *30 ml Calendula-Trägeröl* oder *-lotion*. *Vorsicht:* Arbeiten Sie mit den Handflächen, nicht mit den Fingerspitzen und nur in Richtung Herz von den Knöcheln zu den Oberschenkeln.

Kompresse: Kalte Kompressen (S.21) lindern bei Krampfadern; nehmen Sie dazu *je 3 Tropfen Zypresse* und *Rosmarin* sowie *2 Tropfen Pfefferminze* und befestigen Sie die Kompresse gut. *Vorsicht:* Keine heißen Bäder mehr! Sie verstärken den Blutstrom und können die Venenwände noch weiter dehnen.

ÄTHERISCHES MAJORANÖL

Verwendete Pflanzenteile: Blätter und Blütenköpfchen
Gewinnungsmethode: Wasserdampf-Destillation
Flüchtigkeit: Herznote (S.16)
Hauptbestandteile: Terpinen-4-ol, Pinen

Eigenschaften, Wirkungsweisen und Anwendungsmöglichkeiten

Das ätherische Öl des Süßen Majoran hat zutiefst wärmende Eigenschaften, die auf Leib und Seele gleichermaßen lindernd und beruhigend wirken. Das milde, leichte Aroma wird bei Niedergeschlagenheit als besonders angenehm empfunden.

Gefühlsbereich: Beruhigend und besänftigend; hilfreich gegen Angstzustände und Verspannungen, allgemeine Schwäche, Schlaflosigkeit, Gereiztheit und Hysterie; tröstend für alle, die unter unbestimmbaren Gefühlen wie Kummer, Einsamkeit oder Zurückweisung leiden; erleichtert bei Kopfschmerz und Migräne. Anzuwenden als Inhalation, Bad, Einreibung oder Massage und in der Aromalampe.

Atemwege: Lindernd und wärmend; erleichtert bei Bronchitis und Asthma. Anzuwenden als Inhalation, Kompresse, Bad, Einreibung oder Massage und in der Aromalampe.

Kreislauf: Beruhigend; kann beim Senken des Blutdrucks helfen. Anzuwenden als Inhalation, Kompresse, Bad, Einreibung oder Massage und in der Aromalampe.

Verdauungssystem: Krampflösend und lindernd; erleichtert bei Verstopfung, Magenverstimmung, Blähungen und Kolik. Anzuwenden als Bad oder Massage.

Muskeln: Wärmend und schmerzbetäubend; erleichtert bei Muskelkrämpfen, Zuckungen, Dauerschmerzen, Neuralgien, Verrenkungen, Zerrungen, Rheuma und Arthritis. Anzuwenden als Kompresse, Bad, Einreibung oder Massage.

Gynäkologischer Bereich: Krampflösend und die Menstruation anregend; wirksam gegen Regelschmerzen. Anzuwenden als Kompresse, Bad, Einreibung oder Massage.

Vorsicht: Verzichten Sie auf dieses ätherische Öl in den ersten fünf Monaten einer Schwangerschaft (S.5).

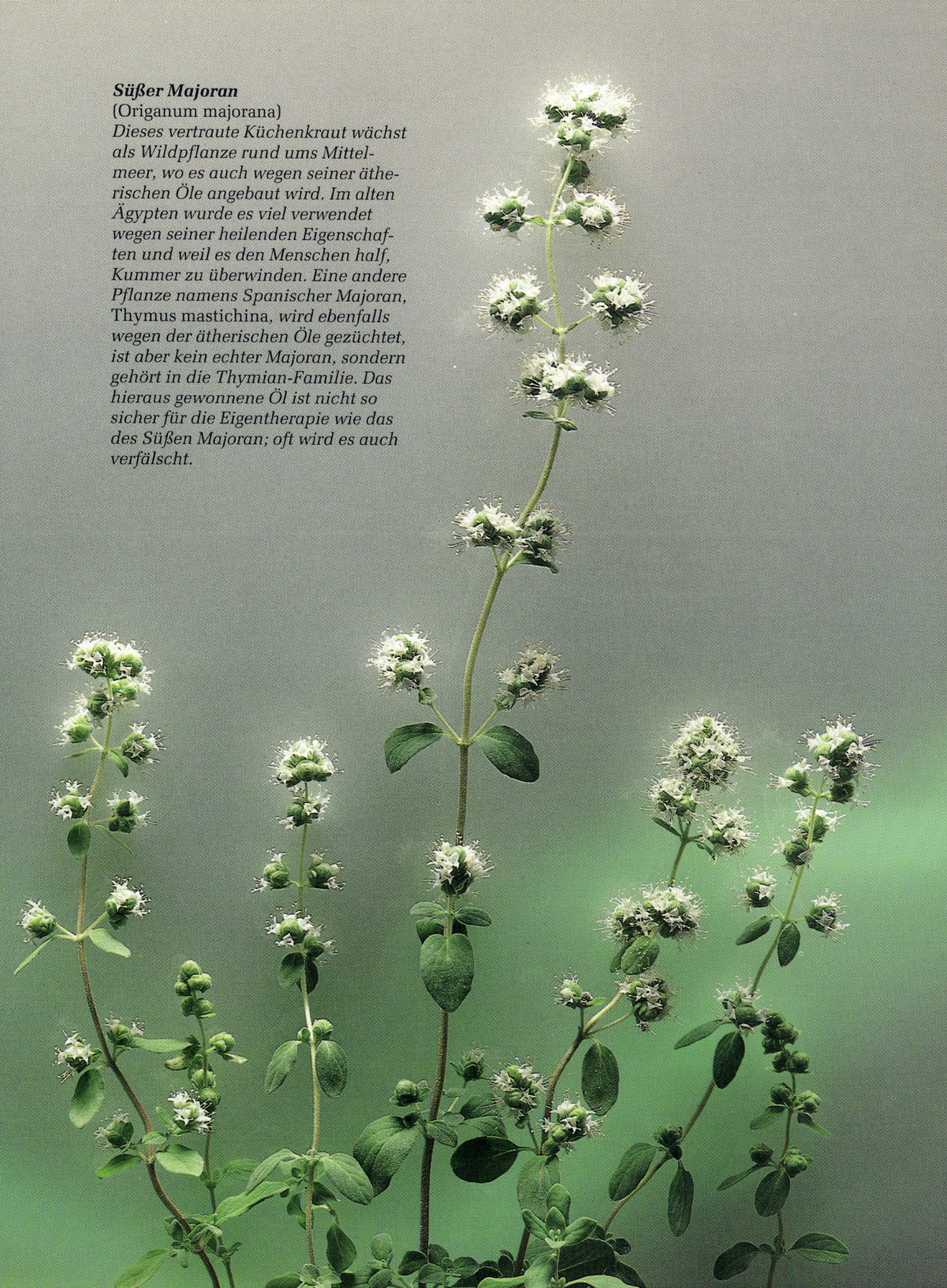

Süßer Majoran
(Origanum majorana)
Dieses vertraute Küchenkraut wächst als Wildpflanze rund ums Mittelmeer, wo es auch wegen seiner ätherischen Öle angebaut wird. Im alten Ägypten wurde es viel verwendet wegen seiner heilenden Eigenschaften und weil es den Menschen half, Kummer zu überwinden. Eine andere Pflanze namens Spanischer Majoran, Thymus mastichina, wird ebenfalls wegen der ätherischen Öle gezüchtet, ist aber kein echter Majoran, sondern gehört in die Thymian-Familie. Das hieraus gewonnene Öl ist nicht so sicher für die Eigentherapie wie das des Süßen Majoran; oft wird es auch verfälscht.

Probleme mit den Muskeln

Das menschliche Skelett wird von willkürlichen Muskeln überzogen, die wir bewußt anspannen oder lockerlassen können. Im Gegensatz dazu funktionieren die unwillkürlichen Muskeln etwa des Herzens oder der Verdauung außerhalb unseres unmittelbaren Einflusses. Eine gesunde, ausgeglichene Ernährung (S.36) sorgt mit für die Gesundheit von Knochen und Zellgewebe; insbesondere die Muskeln brauchen aber Sauerstoff, um richtig zu funktionieren. Regelmäßige körperliche Bewegung im Freien und tiefes Atmen kommen ihnen besonders zugute. Manchmal kann der Übergang zu gesunder Lebensführung sogar bei chronischen Skelett- und Muskelproblemen Erleichterung bringen. Ätherische Öle können zusätzlich angewandt werden, um Muskeln zu entspannen, Schmerzen zu lindern und das ganze System zu reinigen und zu entgiften.

Krämpfe

Zeitweilige Muskelverkrampfungen während oder nach körperlicher Anstrengung sind nichts Ungewöhnliches; ein eher langfristiges Leiden ist jene Art von Krampf, die abends oder nachts einsetzt und vor allem die Wadenmuskulatur und die Füße betrifft. Diese vermutlich auf schwachen Kreislauf oder Kalziummangel zurückzuführenden Krämpfe lassen sich erfolgreich mit regelmäßiger Aromaeigentherapie behandeln.

Nützliche Essenzen

Majoran, Römische Kamille und Mandarine können Muskelverkrampfungen erleichtern und gegen künftige Krämpfe vorbeugen. Zypresse ist auch bekannt für seine belebenden Eigenschaften.

Vorbeugung

Bad: Geben Sie jeden Abend zum Entspannen in Ihr Badewasser *3 Tropfen Majoran* und *je 2 Tropfen Römische Kamille* und *Mandarine*.
Einreibung: Verdünnen Sie *dieselbe Ölmischung* in *15 ml Trägerlotion* oder *-öl*, und tragen Sie sie zunächst allabendlich auf (S.21). Allmählich können Sie auf jede zweite Nacht reduzieren, langfristig auf zweimal wöchentlich. Sollten die Krämpfe erneut auftreten, erhöhen Sie die Häufigkeit der Einreibung wieder.

Massage: Lassen Sie sich regelmäßig die Beine mit der oben empfohlenen Mischung massieren (S.26/27).

Behandlung

Einreibung: Um einen akuten Krampf zu lockern, reiben Sie die Stelle kräftig mit der zur Vorbeugung empfohlenen Mischung. Versuchen Sie außerdem bewußt, Ihren ganzen Körper zu entspannen.

Verstauchung / Verrenkung

Meist ist sie die Folge einer plötzlichen, ruckartigen Bewegung, die an den Bändern reißt oder sie überdehnt. Das betroffene Gelenk schwillt an und schmerzt, spricht auf Aromatherapie aber gut an. *Vorsicht:* Bei Verdacht auf Knochenbruch oder einen angebrochenen Knochen ist ärztliche Behandlung nötig.

Nützliche Essenzen

Majoran und Rosmarin als schmerzbetäubende Öle helfen, den Schmerz zu stillen, während Lavendel beruhigt.

Behandlung

Lassen Sie das betroffene Gelenk so viel wie möglich ruhen. Bei verstauchtem Knöchel sollten Sie den Fuß beim Ruhen hochlagern und zum Laufen einen Stock benutzen.

Fuß- und Handbad: Sie geben *4 Tropfen Majoran* und *2 Tropfen Rosmarin* in eine Schüssel mit so viel kaltem Wasser, daß die Gelenke bedeckt sind. Mischen Sie gut durch, und baden Sie die verletzten Glieder mindestens zehn Minuten lang.

Kompresse: Mit *derselben Mischung* können Sie eine Kompresse (S.21) machen und unmittelbar nach dem Hand- oder Fußbad mindestens eine Stunde lang (beser über Nacht) die betroffene Stelle damit bedecken.

Einreibung: Diesmal verdünnen Sie *dieselbe Mischung* mit *15 ml Trägeröl* oder *-lotion* und reiben damit nach Abnahme der Kompresse die betroffene Stelle sachte ein. *Vorsicht:* Ein verstauchtes Gelenk darf nie massiert werden.

Rheumatismus und Arthritis

Rheumatismus ist ein Sammelbegriff, der eine Vielzahl von rheumatischen und arthritischen Leiden umfaßt, meist aber bei jenen angewandt wird, die Muskelschmerzen verursachen. Der Begriff Arthritis bezeichnet speziell die beiden Arten von Gelenksentzündung: rheumatische und Knochenarthritis. Erstere ist eine chronische Bindegewebsentzündung rund um die Gelenke, die Schmerzen, Schwellungen und Steifheit verursacht und zusätzlich von Gewichtsverlust und Müdigkeit begleitet wird. In schweren Fällen können die Gelenke verkrüppeln. Knochenarthritis ist ein fortschreitender Knorpelverschleiß, der starke Schmerzen und eingeschränkte Beweglichkeit zur Folge hat. Das Bindegewebe verdickt, und möglicherweise schwillt das Gelenk durch eingelagerte Flüssigkeit an. Aromatherapie kann zur Muskelentspannung und Schmerzlinderung beitragen, aber sie kann weder verschlissenen Knorpel erneuern, noch kann sie in jedem Fall gegen Knochenschmerzen helfen.

Nützliche Essenzen

Meist wirken dieselben Öle sowohl bei rheumatischen wie bei arthritischen Leiden. Gegen Entzündung helfen Römische Kamille und/ oder Lavendel; Wacholderbeere, Eukalyptus, Zypresse, Zitrone und Rosmarin lassen Schwellungen zurückgehen. Die wärmenden Eigenschaften von Schwarzpfeffer, Majoran und Ingwer tragen zur Muskelentspannung bei und lindern geringe Schmerzen. Bei stärkeren sind Römische Kamille oder Cajeput wegen ihrer schmerzbetäubenden Eigenschaften angezeigt.

Behandlung

Ernährung: Nahrungsumstellung kann oft zu spürbarer Besserung führen. Sicherer, als mit den häufig widersprüchlichen Diätempfehlungen herumzuexperimentieren, ist es, eine Ernährungsberatung aufzusuchen.

Bad: Warme Bäder helfen bei der Muskelentspannung und gegen Schmerzen. Träufeln Sie *je 2 Tropfen Lavendel* und *Rosmarin* sowie *3 Tropfen Eukalyptus* ins Wasser. Bei anhaltenden oder starken Schmerzen fügen Sie noch *entweder 2 Tropfen Cajeput* oder *2 Tropfen Römische Kamille* hinzu.

Kompresse: Sie machen eine warme Kompresse (S.21) aus *denselben Ölen* und *zusätzlich 3 Tropfen Wacholderbeere* und lassen sie über Nacht liegen.

Einreibung oder Massage: Behandeln Sie die betroffenen Stellen regelmäßig mit der folgenden *Beruhigenden und entzündungshemmenden Mischung.* Wenn Sie flach liegen können, tut sicher eine Ganzkörpermassage (S.24-30) gut. *Vorsicht:* Nur sehr zarten Druck ausüben und schmerzende oder entzündete Gelenke nicht behandeln.

Beruhigende und entzündungshemmende Mischung

je 5 Tropfen Wacholderbeere, Eukalyptus, Römische Kamille und Lavendel vermischen und mit 60 ml Trägerlotion oder -öl verdünnen.

ÄTHERISCHES ÖL DER RÖMISCHEN KAMILLE

Verwendete Pflanzenteile: Blüten
Gewinnungsmethode: Wasserdampf-Destillation
Flüchtigkeit: Herznote (S.16)
Hauptbestandteile: Ester (85%), Azulen

Eigenschaften, Wirkungsweisen und Anwendungsmöglichkeiten

Das ätherische Öl der Römischen Kamille hat vielfältige heilende Eigenschaften und eine geringe Toxizität, wodurch es besonders für Kinder geeignet ist. Es enthält den stark entzündungshemmenden Bestandteil Azulen, der gegen vielerlei Hautbeschwerden hilft. Sein Aroma ist leicht, zugleich scharf und apfelähnlich.

Gefühlsbereich: Beruhigend und entspannend; mildert Angstzustände, Streß, Depressionen, Hysterie, Gereiztheit und Neuralgien; hilfreich zur Überwindung von Kopfschmerzen und Schlaflosigkeit; besänftigend bei kindlichen Wutanfällen. Anzuwenden als Bad, Inhalation, Einreibung oder Massage und in der Aromalampe.

Haut: Lindernd und antiseptisch; gut bei empfindlicher, trockener Haut; reinigend bei Akne, Ekzem, Windelausschlag, Verbrennungen und kleineren Wunden; verringert Entzündungen. Anzuwenden als Maske, Kompresse, Einreibung oder Massage.

Verdauungssystem: Krampflösend und entzündungshemmend; lindert bei Durchfall, Verstopfung, Magenverstimmung, Blähungen und Kolik; appetitanregend. Anzuwenden als Kompresse, Bad, Einreibung oder Massage.

Muskeln: Beruhigend und leicht schmerzbetäubend; lindert Muskelschmerzen und Krämpfe nach körperlicher Anstrengung; erleichtert bei arthritischen Entzündungen und rheumatischen Schmerzen. Anzuwenden als Kompresse, Bad, Einreibung oder Massage.

Gynäkologischer Bereich: Lindernd und krampflösend; hilft gegen schmerzhafte, schwere oder unregelmäßige Menstruation; erleichtert bei Beschwerden in den Wechseljahren und vor Einsetzen der Periode (prämenstruelles Syndrom). Anzuwenden als Kompresse, Bad oder Einreibung.

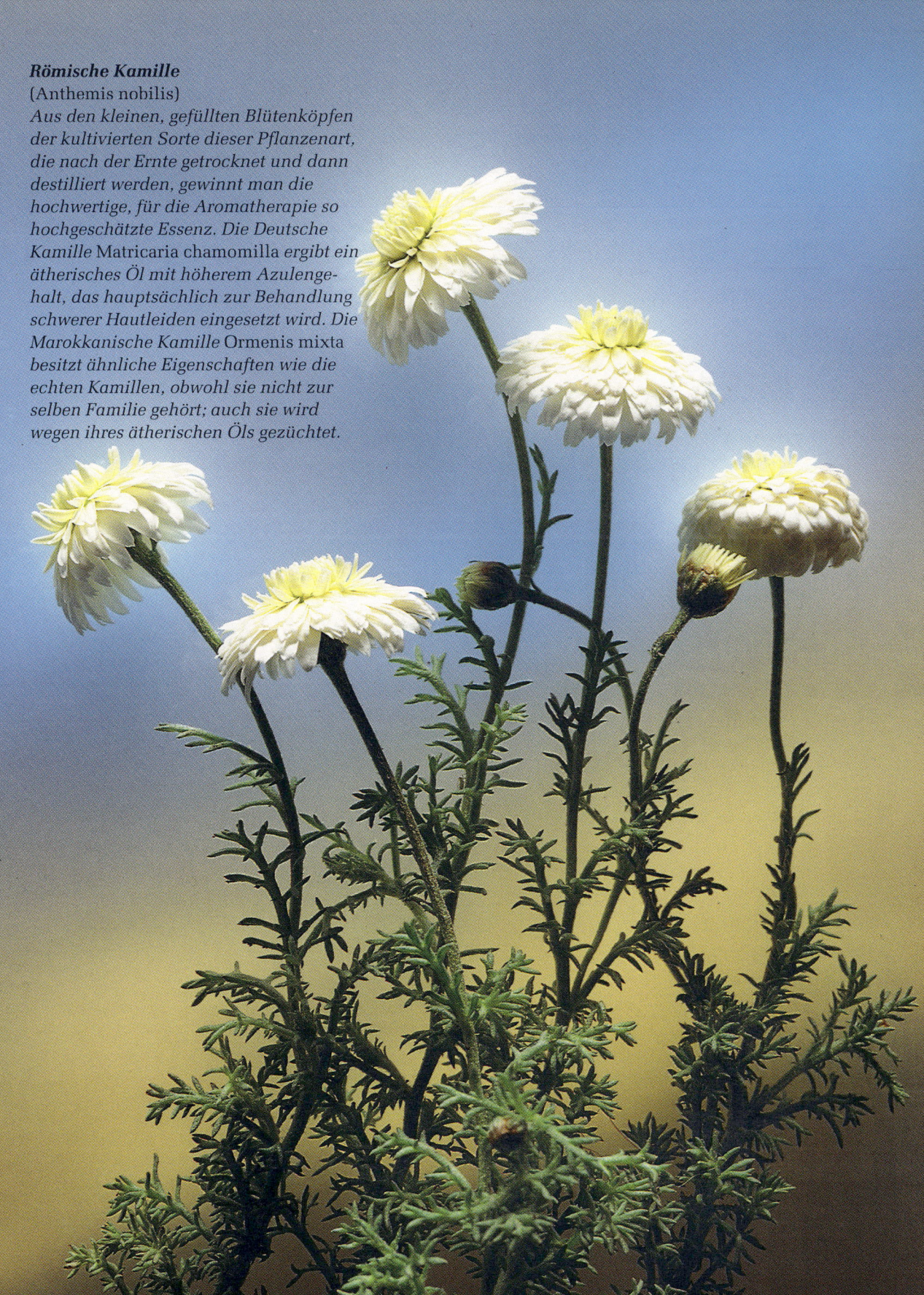

Römische Kamille
(Anthemis nobilis)
*Aus den kleinen, gefüllten Blütenköpfen
der kultivierten Sorte dieser Pflanzenart,
die nach der Ernte getrocknet und dann
destilliert werden, gewinnt man die
hochwertige, für die Aromatherapie so
hochgeschätzte Essenz. Die Deutsche
Kamille* Matricaria chamomilla *ergibt ein
ätherisches Öl mit höherem Azulenge-
halt, das hauptsächlich zur Behandlung
schwerer Hautleiden eingesetzt wird. Die
Marokkanische Kamille* Ormenis mixta
*besitzt ähnliche Eigenschaften wie die
echten Kamillen, obwohl sie nicht zur
selben Familie gehört; auch sie wird
wegen ihres ätherischen Öls gezüchtet.*

Probleme mit dem weiblichen Zyklus

Der Menstruationszyklus macht den meisten Frauen jeden Monat – mit unterschiedlicher Intensität - sowohl psychisch wie physisch zu schaffen, weil er von Hormonen gesteuert wird, die das endokrine System ausschüttet. Aromatherapie ist eine der wirksamsten Methoden zur Behandlung von Zyklusbeschwerden, denn ätherische Öle können vielfach beim Regulieren der Hormonausschüttung helfen. Andere entspannende und stimmungshebende Öle erleichtern bei streßbedingten Verspannungen, die die Symptome oft noch verschlimmern. Regelmäßige körperliche Bewegung und eine ausgewogene Ernährung (S.36) fördern Ihre Fähigkeit, sowohl zu entspannen wie mit Streß fertig zu werden.

Prämenstruelles Syndrom

Die Beschwerden vor Beginn der Regelblutung beginnen irgendwann zwischen zehn und zwei Tagen vor Einsetzen der Regel, körperliche Anzeichen sind Wasseransammlung in Brüsten und Bauch, Kopfschmerz, Übelkeit und Flecken im Gesicht. Es können auch starke Gefühlsreaktionen dazukommen, wie extreme Reizbarkeit, Depression und, recht selten, heftiges Auftreten. Vielfach scheinen die Symptome auf streßbedingte hormonelle Unausgeglichenheit hinzuweisen und sprechen auf vorbeugende aromatherapeutische Behandlung gut an.

Nützliche Essenzen

Gegen Gefühlsausbrüche wirken Lavendel, Echte Melisse, Geranie, Römische Kamille, Sandelholz und Rose generell ausgleichend, während eine Mischung aus Echter Melisse und Muskatellersalbei die Stimmung hebt. Gegen Begleiterscheinungen wie Kopfschmerz oder Ödeme wählen Sie die dort empfohlenen Öle (S. 49 bzw. 72).

Vorbeugung

Beginnen Sie die Behandlung deutlich vor dem erwarteten Einsetzen der Beschwerden, das heißt bis zu drei Wochen vor Beginn der Periode.
Ernährung: Essen Sie gesund und ausgewogen, trinken Sie nur Kaffee ohne Koffein und Tees ohne Tannin (S.36). Zusätzliches Vitamin B_6 kann hilfreich sein, doch halten Sie sich an die Dosierungsvorschriften.

Behandlung

Inhalieren: Erleichterung bei Kopfweh und emotionalen Symptomen bringen *je 2 Tropfen Echte Melisse, Lavendel* und *Römische Kamille*, auf ein Tuch geträufelt und tief inhaliert.
Bad: Zur Entspannung geben Sie *3 Tropfen Lavendel* und *2 Tropfen Rose* ins Badewasser. Behandlung von Ödemen S.72, von Pickeln S.57 unter Akne.
Massage: Tragen Sie die folgende *Ausgleichende und entspannende Massagemischung* auf die Schultern (S.31) auf, oder lassen Sie sich eine Ganzkörpermassage geben (S.24-30).

Ausgleichende und entspannende Massagemischung
je 4 Tropfen Muskatellersalbei und Lavendel
2 Tropfen Echte Melisse oder Rose
30 ml Trägeröl oder -lotion

Menstruationsschmerzen

Viele Frauen haben kurz vor oder während des ersten Tages der Blutung, gelegentlich auch noch am zweiten Tag, Gebärmutterkrämpfe bzw. Schmerzen in Lendenbereich und Bauch, die von Monat zu Monat unterschiedlich sind. Verschlimmert werden sie durch Streß (S.36) und zuwenig Zeit für Entspannung und körperliche Bewegung. *Vorsicht:* Dauernde oder sehr starke Schmerzen können auch schlimmere Ursachen haben – fragen Sie Ihren Arzt.

Nützliche Essenzen

Muskatellersalbei, Zypresse, Majoran, Römische Kamille und Rose können allesamt Krämpfe lösen, Wacholderbeere wirkt reinigend und entgiftend. Majoran, Rose und Römische Kamille sind zugleich Schmerzbetäuber. Eine gute Mischung bilden Muskatellersalbei und Echte Melisse: der eine krampflösend, die andere anregend und beide hormonregulierend.

Vorbeugung

Beginnen Sie mit der Behandlung mindestens zehn Tage vor dem Fälligkeitstag der Regelblutung.

Ernährung: Zusätzliche Einnahme von Kalzium, Magnesium und Vitamin B_6 kann helfen, aber beachten Sie die Mengenangaben.

Massage: Sie geben *je 2 Tropfen Rose, Römische Kamille* und *Zypresse* sowie *4 Tropfen Majoran in 30 ml Trägeröl* oder *-lotion* und reiben damit allabendlich die Lendengegend (S.32) und den Unterbauch ein oder lassen sich diese Stellen massieren (S. 25,30).

Behandlung

Kompresse: Wenn Sie sich wegen der starken Schmerzen hinlegen müssen, kann eine warme Kompresse (S.21) auf Bauch und unteren Rücken mit *je 4 Tropfen Muskatellersalbei* und *Majoran* sowie *3 Tropfen Römische Kamille* die Krämpfe lösen.

Unregelmäßige Periode

Manche Frauen haben mit irritierender Unregelmäßigkeit ihre Periode: Die Abstände schwanken zwischen zwei und fünf Wochen, in extremen Fällen sogar bis zu zwei Monaten. Oft werden die Symptome noch verschlimmert durch die Sorge, schwanger zu sein, oder im Gegenteil kein Kind bekommen zu können. Regelmäßige aromatherapeutische Behandlung kann hier helfen.

Nützliche Essenzen

Eine Kombination aus Römischer Kamille, Echter Melisse und Rose reguliert besonders wirksam: Die beiden ersten regen die Blutung an, während Rose ausgleichend wirkt. Weniger kostspielig ist eine Mischung aus Rose mit Muskatellersalbei und Lavendel oder Wacholderbeere und Rosmarin. Pfefferminze hilft gut gegen Stauungen.

Behandlung

Einreibung: Sie geben *je 2 Tropfen Rose, Muskatellersalbei* und *Lavendel* sowie *3 Tropfen Römische Kamille in 30 ml Trägeröl* oder *-lotion*, reiben damit täglich Lendengegend (S.32) und Bauch ein, um das hormonelle Gleichgewicht wiederherzustellen.

Bad: Baden Sie regelmäßig mit *insgesamt 8 Tropfen* der oben empfohlenen Ölmischung im Wasser.

Massage: Lassen Sie sich regelmäßig Rücken, Beine und Bauch (S. 25-27 und 30) mit der *Regulierenden Ölmischung* massieren, oder reiben Sie sich selbst damit ein.

> ### Regulierendes Massageöl
> *je 3 Tropfen Rose und Lavendel*
> *je 2 Tropfen Echte Melisse und*
>   *Muskatellersalbei*
> *1 Tropfen Römische Kamille*
> *30 ml Trägeröl*

ÄTHERISCHES TEA-TREE-ÖL

Verwendete Pflanzenteile: Blätter
Gewinnungsmethode: Wasserdampf-Destillation
Flüchtigkeit: Kopfnote (S.16)
Hauptbestandteile: Terpene, Terpinolen, Terpinen-4-ol, Terpineol

Eigenschaften, Wirkungsweisen und Anwendungsmöglichkeiten

Das ätherische Öl des Tea-Tree ist ein außergewöhnlich starkes Antiseptikum, zwölfmal stärker als Karbolsäure oder Phenol, das weitverbreitete chemische Desinfektionsmittel. Es hat den doppelten Vorteil, nur äußerst selten allergische Reaktionen auszulösen und ungiftig zu sein, außerdem wirkt es auch gegen eine Reihe von bakteriellen, Virus- und Pilzerkrankungen. Seine Farbe reicht von blaßgrün bis nahezu wasserklar; sein Aroma wehrt hervorragend zudringliche Insekten ab.

Atemwege: Antibakteriell und antiviral; wirksam gegen Erkältung und Grippe; lindert bei rauhem Hals, Mandelentzündung und wundem Gaumen; erleichtert bei Bronchitis, Husten und Verschleimung. Anzuwenden als Gurgelmittel, Mundspülung, Kompresse, Inhalation oder Einreibung und in der Aromalampe.

Haut: Reinigend, kühlend und pilztötend; erleichtert bei Verbrennungen und Ausschlag; lindert Sonnenbrand; heilt offene Wunden und schützt die Haut zugleich vor Infektion; erleichtert bei Schweißfuß und Nagelbettinfektion. Anzuwenden als Maske, Kompresse, Fuß- oder Handbad und Einreibung.

Verdauungssystem: Antibakteriell, virus- und pilztötend; lindert Mundschleimhautentzündung; beruhigt bei Durchfall und erleichtert bei Magen-Darm-Katarrh. Anzuwenden als Mundspülung, Kompresse, Einreibung oder Massage.

Gynäkologischer Bereich: Pilztötend; hilft bei der Reinigung gegen vaginale Pilzerkrankungen. Anzuwenden als Sitzbad, Dusche, Bad oder Einreibung.

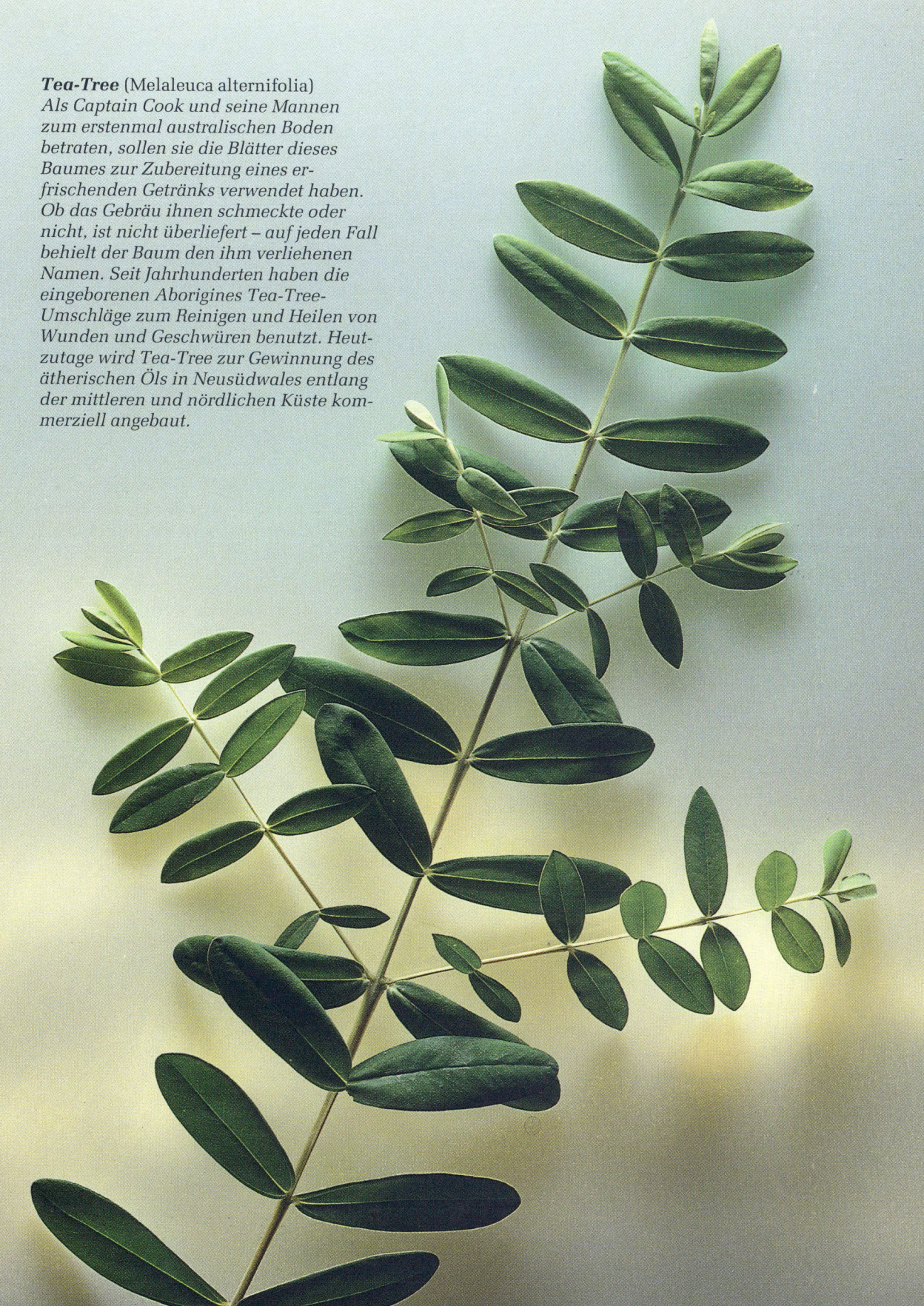

Tea-Tree (Melaleuca alternifolia)
Als Captain Cook und seine Mannen
zum erstenmal australischen Boden
betraten, sollen sie die Blätter dieses
Baumes zur Zubereitung eines er-
frischenden Getränks verwendet haben.
Ob das Gebräu ihnen schmeckte oder
nicht, ist nicht überliefert – auf jeden Fall
behielt der Baum den ihm verliehenen
Namen. Seit Jahrhunderten haben die
eingeborenen Aborigines Tea-Tree-
Umschläge zum Reinigen und Heilen von
Wunden und Geschwüren benutzt. Heutzutage wird Tea-Tree zur Gewinnung des
ätherischen Öls in Neusüdwales entlang
der mittleren und nördlichen Küste kom-
merziell angebaut.

Vaginaler Soor / Scheidenpilze

Candida albicans, ein Hefepilz, gehört zu jeder normalen, von nützlichen Bakterien regulierten Darm- und Scheidenflora. Wenn allgemein schlechter Gesundheitszustand, eine Behandlung mit Antibiotika, die Einnahme der Antibabypille, eine Schwangerschaft oder Streß (S.36) dieses Gleichgewicht stören, vermehrt sich der Candidapilz übermäßig. Dann kann er die Gebärmutterschleimhaut angreifen, und es entwickelt sich ein weißer, oft schlecht riechender, von Jucken und Entzündung begleiteter Ausfluß. Vaginaler Soor spricht auf Aromatherapie gut an.
Vorsicht: Wenn sich zusätzlich auch Soor im Mundbereich entwickelt, sollten Sie ärztlichen Rat suchen, weil eine schlimmere, das Immunsystem umfassende Erkrankung vorliegen könnte.

Nützliche Essenzen

Tea-Tree, Myrrhe und Lavendel haben pilztötende Eigenschaften; Lavendel ist außerdem ein Duftverbesserer.

Behandlung

Ernährung: Viel naturreiner Joghurt kann das bakterielle Gleichgewicht im Verdauungssystem wiederherstellen, auch frischer, roher Knoblauch und Zwiebeln werden empfohlen. Zu meiden sind Kaffee, Alkohol, raffinierte Kohlehydrate, hefe- und zuckerhaltige Lebensmittel. Sie alle können zum Wachstum der schädlichen Pilze beitragen und das Ungleichgewicht bei der Darm- und Scheidenflora verstärken.
Bad: Sie träufeln *6 Tropfen Tea-Tree* und *2 Tropfen Myrrhe* ins warme Wasser, knien sich hinein, spülen die Vaginalgegend mehrfach, bevor Sie sich ins Wasser setzen und mindestens zehn Minuten sitzenbleiben.
Anwendung per Tampon: Trotz seines kräftigen Duftes ist Tea-Tree ein mildes Öl, das – nach erfolgreichem Allergietest (S.19) – unverdünnt in der Scheide angewandt werden darf.
Vorsicht: Bei allen anderen Ölen ist das verboten! Sie träufeln *2 Tropfen pure Tea-Tree-Essenz* auf die Spitze eines feuchten Tampons, führen ihn ein und entfernen ihn wieder nach drei bis vier Stunden.
Einreibung: Zum Besänftigen des äußeren Scheidenbereichs verwenden Sie die folgende

> **Anti-Fungus-Mischung**
> *2 Tropfen Myrrhe*
> *4 Tropfen Lavendel*
> *15 ml Trägerlotion oder -öl*

Beschwerden in den Wechseljahren

Die Menopause, das Klimakterium, ist natürlicher und normaler Teil des Alterns und umfaßt den Zeitaum vom allmählichen Nachlassen der monatlichen Periode bis zum Ende der Menstruation. Die Wechseljahre setzen also von Anfang Vierzig bis Mitte Fünfzig, im Durchschnitt etwa um den fünfzigsten Geburtstag ein. Auslöser sind hormonelle Veränderungen, insbesondere eine allmählich reduzierte Östrogen- und Progesteronproduktion. Manche Frauen bemerken zu ihrem Glück nichts weiter als eine geringere Blutung oder größere Zwischenabstände. Andere sind weniger glücklich und müssen eher unerfreuliche Phasen durchmachen, wobei Hitzewallungen und Depressionen zu den häufigsten Symptomen zählen. Beides kann durch Streß (S.36) ausgelöst oder verschlimmert werden.

Nützliche Essenzen

Ätherische Öle, die die Hormonproduktion regulieren können, sind Zitrone, Kiefer, Bitterorange, Sandelholz, Lavendel, Zypresse, Muskatellersalbei, Geranie und die drei am häufigsten gegen »Frauenleiden« empfohlenen Öle: Rose, Römische Kamille und Echte Melisse.

Zur Erleichterung bei Hitzewallungen läßt sich jedes dieser drei mit Muskatellersalbei oder Sandelholz kombinieren; Pfefferminze trägt zur weiteren Kühlung bei. Bei Depressionen (S.45) sollten Sie unter diesem Stichwort nachlesen und eine sowohl aufmunternde wie hormonregulierende Essenz, etwa Muskatellersalbei oder Echte Melisse, wählen.

Behandlung

Möglicherweise wird Ihnen eine Hormonbehandlung empfohlen, insbesondere bei drohender Osteoporose (Brüchigkeit der Knochen), jedoch sind Nebenwirkungen nicht auszuschließen.

Lebensweise: Nehmen Sie sich Zeit für körperliche Bewegung und Entspannung und bemühen Sie sich, das Leben möglichst positiv anzugehen. Machen Sie einen Bogen um heiße Orte und anstrengende Situationen.

Ernährung: Meiden Sie scharf Gewürztes und Alkohol; trinken Sie regelmäßig Pfefferminztee wegen seiner kühlenden Eigenschaften; halten Sie sich an kalziumhaltige Milchprodukte (*Vegetarier:* Sesamprodukte), um einer Entkalkung der Knochen vorzubeugen.

Inhalieren: Bei einem Hitzeanfall träufeln Sie *ein paar Tropfen Pfefferminze* auf ein Tuch und atmen tief ein. Sie können ja ein Fläschchen »für alle Fälle« bei sich tragen.

Gurgeln: Zur Erleichterung bei Hitzewallungen können Sie mit *2 Tropfen Pfefferminze* oder *Zitrone auf 1/2 Glas Wasser* gurgeln.

Bad: Um das Auftreten der Symptome möglichst zu vermeiden, geben Sie *3 Tropfen Muskatellersalbei* und *je 2 Tropfen Rose* und *Pfefferminze* in Ihr tägliches Bad.

Massage: Lassen Sie sich ein- bis zweimal wöchentlich eine Ganzkörpermassage (S.24-30) mit dem folgenden *hormonregulierenden Massageöl* geben, oder reiben Sie sich täglich die Schultern (S.31) und die Lendengegend mit derselben Essenzmischung in Trägerlotion ein.

Hormonregulierendes Massageöl
je 2 Tropfen Rose und Sandelholz
je 3 Tropfen Bitterorange und Zypresse
30 ml Trägeröl

Blasenentzündung / Cystitis

Eine Entzündung der Blasenschleimhaut kann auf Ansteckung zurückgehen oder sich aus giftigen Substanzen entwickeln, die über die Nahrung in den Urin gelangt sind. Eine Reizung kann auch durch Geschlechtsverkehr erfolgen. Obwohl Cystitis keine gynäkologische Erkrankung ist, wird sie hier angeführt, weil sie Frauen häufiger als Männer betrifft. Sie kann mild oder schwer verlaufen und immer wieder auftreten, jedoch stark verkürzt werden, wenn sie sofort behandelt wird. *Vorsicht:* Blasenentzündung in Verbindung mit Fieber oder Rückenschmerzen weist auf Nierenentzündung hin und sollte ärztlich behandelt werden.

Nützliche Essenzen

Wacholderbeere, Cajeput, Eukalyptus, Kiefernadel und Sandelholz als antiseptische Öle helfen; Wacholderbeere entgiftet darüber hinaus, während Sandelholz Reizungen lindert.

Behandlung

Lebensweise: Waschen Sie die Genitalgegend lieber ohne Seife, und trocknen Sie auch nach dem Wasserlassen immer von vorn nach hinten ab.

Ernährung: Trinken Sie soviel wie möglich, essen Sie gesund (S.36), einschließlich Knoblauch und Zwiebel, und meiden Sie raffinierte oder konservierte Nahrungsmittel.

Bad: Sie geben *je 2 Tropfen Wacholderbeere, Eukalyptus* und *Sandelholz* ins warme Wasser, knien sich hinein und spülen den betroffenen Bereich mehrfach, ehe Sie sich zehn Minuten lang ins Bad setzen.

Einreibung: Tragen Sie die folgende Mischung zwei- bis dreimal täglich äußerlich im Genitalbereich auf.

Lindernde, zusammenziehende Mischung
je 2 Tropfen Wacholderbeere und
*   Eukalyptus*
2 Tropfen Sandelholz
15 ml Trägerlotion oder -öl

ÄTHERISCHES SANDELHOLZÖL

Verwendete Pflanzenteile: Holz
Gewinnungsmethode: Wasserdampf-Destillation
Flüchtigkeit: Basisnote (S.16)
Hauptbestandteile: Santalol (über 90%)

Eigenschaften, Wirkungsweisen und Anwendungsmöglichkeiten

Ätherisches Sandelholzöl wirkt tief beruhigend und lindernd. Für den Lungen- und Nierenbereich hat es außerdem ausgezeichnete antiseptische Eigenschaften. Sein reiches, holziges Aroma macht es im therapeutischen Einsatz sehr angenehm.

Gefühlsbereich: Beruhigend und lockernd; wohltuend gegen Angstzustände und Verspannung, stimmungshebend bei Depressionen; hilft, den Geist von Belastungen der Vergangenheit zu befreien; unschätzbar als Heilmittel gegen Schlaflosigkeit. Anzuwenden als Inhalation, Bad, Einreibung oder Massage und in der Aromalampe.

Atemwege: Lindernd und antiseptisch; erleichternd bei Reizungen und Wundsein wegen Husten, rauhem Hals und Kehlkopfentzündung; besänftigt Entzündungen bei Bronchitis und Asthma. Anzuwenden als Gurgelmittel, Inhalation, Einreibung oder Massage und in der Aromalampe.

Haut: Ausgleichend und entzündungshemmend; macht trockene, welke und faltige Haut wieder geschmeidig; hilft gegen trockene Schuppen und Ekzem; verringert Reizungen und Entzündungen durch Sonnenbrand, Nesselfieber, Windelausschlag und Allergien. Anzuwenden als Kompresse, Einreibung oder Massage.

Verdauungssystem: Beruhigend und krampflösend; überwindet Brechreiz, Koliken und Schluckauf; hilfreich gegen Durchfall; lindert bei Sodbrennen und Übelkeit, insbesondere in der frühen Schwangerschaft. Anzuwenden als Kompresse, Einreibung oder Massage.

Kreislauf: Lindernd; besänftigt Juckreiz bei Hämorrhoiden und Krampfadern. Anzuwenden als Kompresse oder Einreibung.

Gynäkologischer Bereich: Hormonell ausgleichend und regulierend; wirksam bei Beschwerden in den Wechseljahren und vor Beginn der Regelblutung. Anzuwenden als Bad oder Einreibung.

Sandelholz, als Bad oder Einreibung angewandt, kann auch bei Blasenentzündung lindern.

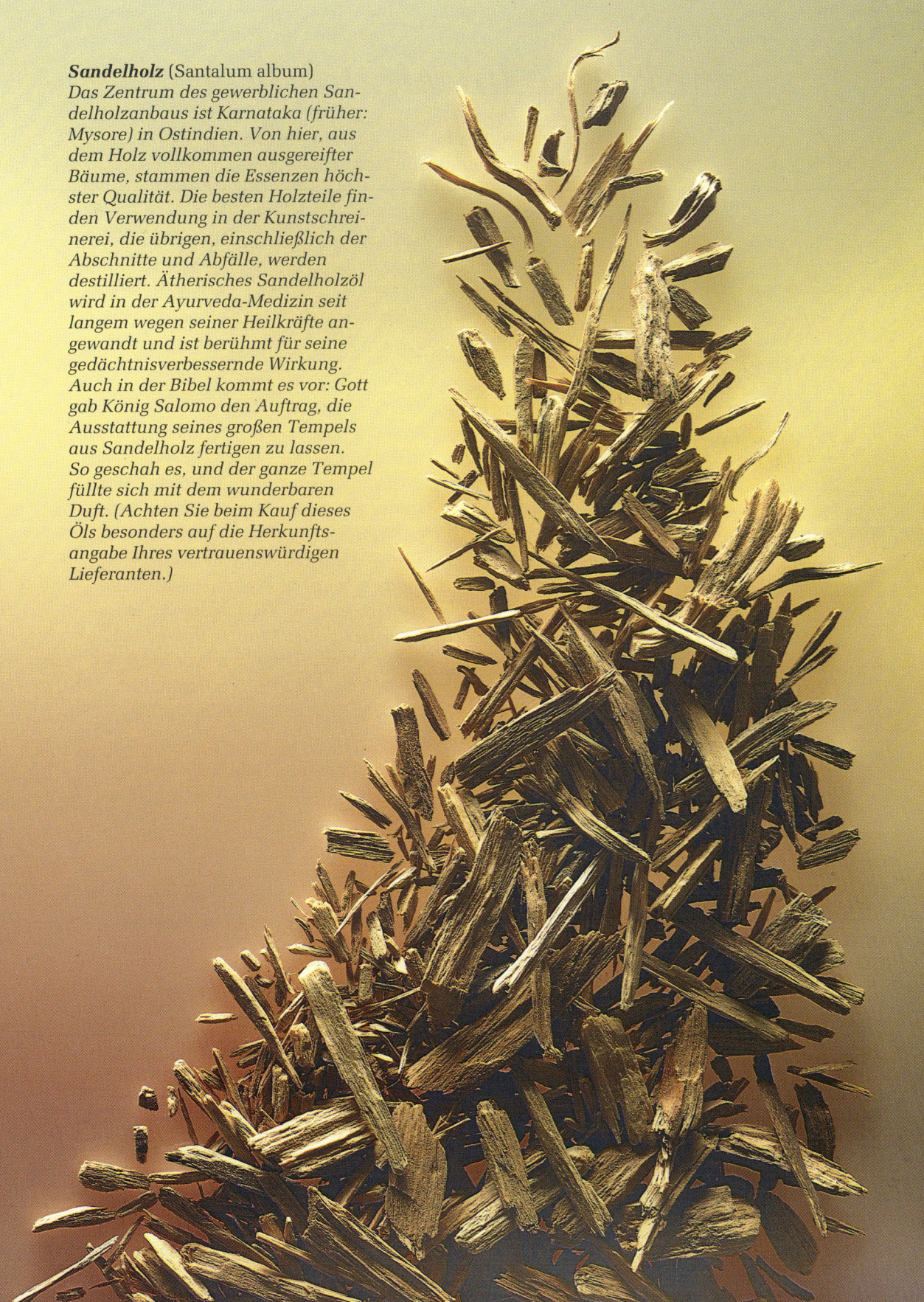

Sandelholz (Santalum album)
Das Zentrum des gewerblichen Sandelholzanbaus ist Karnataka (früher: Mysore) in Ostindien. Von hier, aus dem Holz vollkommen ausgereifter Bäume, stammen die Essenzen höchster Qualität. Die besten Holzteile finden Verwendung in der Kunstschreinerei, die übrigen, einschließlich der Abschnitte und Abfälle, werden destilliert. Ätherisches Sandelholzöl wird in der Ayurveda-Medizin seit langem wegen seiner Heilkräfte angewandt und ist berühmt für seine gedächtnisverbessernde Wirkung. Auch in der Bibel kommt es vor: Gott gab König Salomo den Auftrag, die Ausstattung seines großen Tempels aus Sandelholz fertigen zu lassen. So geschah es, und der ganze Tempel füllte sich mit dem wunderbaren Duft. (Achten Sie beim Kauf dieses Öls besonders auf die Herkunftsangabe Ihres vertrauenswürdigen Lieferanten.)

Probleme im Kindesalter

In seinen ersten Lebensmonaten werden Ihrem Kind die üblichen Beschwerden wie Bauchweh, kleinere Hautreizungen oder Windelausschlag kaum erspart bleiben. Sobald es anfängt zu laufen und die Welt zu entdecken, bleiben Schnitte und blaue Flecken nicht aus. Später in Kindergarten und Schule dann lauern eine ganze Reihe ansteckender Krankheiten. Aromatherapie ist eine hochwirksame Vorbeugung sowohl zur Stärkung der Immunkräfte als auch wegen der sanft reinigenden Eigenschaften vieler Essenzen. Damit sie richtig wirken können, gehören aber auch gesunde Lebensweise und Ernährung dazu (S.36). Kinder gedeihen am besten, wenn sie sich geliebt fühlen – und da kann regelmäßige aromatherapeutische Massage ganz außerordentlich wohl tun.

MERKE

▷ Für Kinder ab drei Jahren nehmen Sie die halbe Erwachsenendosis.

▷ Für Kinder unter drei Jahren nehmen Sie ein Viertel der Erwachsenendosis. Wenn Sie Babys unter 18 Monaten baden, geben Sie nur einen Tropfen Essenz ins Wasser.

▷ Bewahren Sie alle Essenzen sicher außerhalb der Reichweite von Kindern auf.

▷ Essenzen, egal ob pur oder verdünnt, dürfen nicht in Kinderaugen gelangen.

▷ Erlauben Sie Ihrem Kind nur unter Aufsicht, sich selbst mit fertig gemischten Lotionen einzureiben.

▷ Kinder sollten nur kurz inhalieren. Lassen Sie Ihr Kind nie mit einer Schüssel heißem Wasser und Essenzen allein.

▷ Verwenden Sie nur die in diesem Kapitel empfohlenen ätherischen Öle. *Vorsicht:* Halten Sie sich an die Verdünnungsangaben, und folgen Sie den Sicherheitsratschlägen genau.

▷ Ehe Sie Ihr Kind behandeln, sollten Sie die Hinweise auf S.43, S.19 und S.5 sorgfältig lesen.

Säuglingskolik

Der Begriff macht deutlich, daß es sich um Anfälle von Bauchweh in den ersten Lebensmonaten handelt. Bei einer Kolik wird Ihr Kind vermutlich auch nach dem Hochnehmen unaufhörlich weiterschreien. Der Schmerz kann wellenartig über mehrere Stunden andauern; er kann auch zu regelmäßigen Tageszeiten einsetzen. Neben Verdauungsbeschwerden können noch andere Faktoren eine Kolik verursachen, bei anhaltenden oder sehr häufigen Anfällen ist ärztliche Hilfe nötig.

Nützliche Essenzen
Römische Kamille und Wacholderbeere helfen beim Abgang von Winden; Majoran und Sandelholz entspannen bei Bauchkrämpfen und regen die Verdauung an.

Vorbeugung
Achten Sie darauf, daß Ihr Baby nicht zu schnell trinkt und möglichst wenig Luft mitschluckt; lassen Sie es nach jedem Trinken aufstoßen.

Behandlung
Massage: Geben Sie *je 2 Tropfen Majoran* und *Römische Kamille* in *60 ml Trägeröl* oder *-lotion.* Wenn die Kolik kommt, massieren Sie den kleinen Bauch ein paar Minuten lang im Uhrzeigersinn mit einer ganz geringen Menge dieser Mischung.

Kopfläuse

Die Kopflaus ist ein kleines, plattes, flügelloses Insekt, das die Kopfhaut und gelegentlich auch Augenbrauen oder Wimpern befällt, wo es seine Eier am Haarbalg entlang ablegt. Die Kopflaus ernährt sich vom Blut, das sie aus der Kopfhaut saugt; die Bißstelle kann heftig jucken und sich entzünden. Fast alle Kinder haben irgendwann einmal Läuse, da die Übertragung leicht durch die Benutzung desselben Kamms, Handtuchs oder Haarschmucks passiert. Wenn im Kindergarten oder in der Schule Läuse gemeldet werden, kämmen Sie am besten jeden Abend die Haare Ihres Kindes mit einem speziell engzinkigen Läusekamm über der Wanne, um Eier und erwachsene Läuse entdecken und vernichten zu können.

Nützliche Essenzen

Eukalyptus, Geranie und Lavendel empfehlen sich in diesem Fall als antiseptische Hilfe.

Behandlung

Einreibung: Sie träufeln *2 Tropfen Eukalyptus* und *je 1 Tropfen Lavendel* und *Geranie* in *1 Teelöffel* voll *Trägerlotion*, massieren die Mischung kräftig in die Kopfhaut ein und lassen sie eine halbe Stunde lang wirken. Vor der Haarwäsche kämmen Sie mit dem Läusekamm durch, nach dem Haarwaschen spülen Sie gründlich mit Wasser und zum Abschluß mit der folgenden *Antiseptischen Spülung*. Achten Sie darauf, daß alle Haare etwas abbekommen; lassen Sie das Haar an der Luft trocknen, und wiederholen Sie die Prozedur täglich, bis sämtliche Läuse und Eier verschwunden sind. *Vorbeugend* können Sie bei künftigen normalen Haarwäschen zum Abschluß jeweils die *Antiseptische Spülung* verwenden. *Vorsicht:* Es darf nichts von der Essenzmischung in die Augen gelangen.

> *Antiseptische Spülung*
> je 2 Tropfen Eukalyptus, Lavendel und
>   Geranie
> 15 ml Essig
> 240 ml Wasser

Windelausschlag

Kaum ein Baby hat nicht irgendwann einmal einen wunden Po, zumindest einen roten Ausschlag dort, wo die Haut am häufigsten und längsten der Windelfeuchtigkeit ausgesetzt ist; manchmal wird die Hautreizung noch von einer schmerzhaften Pilzinfektion überlagert.

Nützliche Essenzen

Das stark antiseptische Öl des Tea-Tree kann zur regelmäßigen Windeldesinfektion verwendet werden. Lindernd auf die Babyhaut wirken Sandelholz, Lavendel und Römische Kamille, verdünnt in Calendula-Trägeröl. Insbesondere Lavendel regt die Zellerneuerung und damit den Heilungsprozeß der Haut an.

Vorbeugung

Reiben Sie bei jedem Wickeln den Babypo mit folgender Lotion ein.

> *Heilende Babylotion oder Ölmischung*
> 4 Tropfen Lavendel
> 2 Tropfen Römische Kamille
> 1 Tropfen Sandelholz
> 60 ml Calendula-Trägerlotion oder -öl

Behandlung

Lebensweise: Wechseln Sie die Windeln oft, und lassen Sie Ihr Baby ausgiebig an der frischen Luft strampeln. Anstelle von Desinfektionsmitteln benutzen Sie zum Einweichen von Stoffwindeln *8 Tropfen Tea-Tree* auf *1 Eimer Wasser*. Benutzen Sie zum Waschen wenig Waschpulver, um Rückstände zu vermeiden. Geben Sie zum letzten Spülen von Hand *2 Tropfen*, zum letzten maschinellen Spülgang *6 Tropfen Lavendel* dazu.

Einreibung: Reiben Sie bei jedem Wickeln den Babypo zart und sparsam mit der *Heilenden Ölmischung* (s.o.) ein.

ÄTHERISCHES LAVENDELÖL

Verwendete Pflanzenteile: Blühende Triebe
Gewinnungsmethode: Wasserdampf-Destillation
Flüchtigkeit: Herznote (S.16)
Hauptbestandteile: Linalyl- und Geranylester, Geraniol, Linalool

Eigenschaften, Wirkungsweisen und Anwendungsmöglichkeiten

Ätherisches Lavendelöl hat eine ausgleichende und normalisierende Wirkung, die Leib und Seele gesund macht und harmonisiert. Es ist ungiftig und hat ein volles, blumiges Aroma.

Gefühlsbereich: Stimmungshebend und lindernd; erleichtert bei Streß, Angstzuständen, Depressionen und allgemeiner Schwäche; hilft gegen Schlaflosigkeit, Kopfweh und Migräne. Anzuwenden als Inhalation, Kompresse, Bad, Einreibung oder Massage und in der Aromalampe.

Atemwege: Antiseptisch und entzündungshemmend; erleichtert bei Erkältung und Grippe, Nebenhöhlen- und Halsentzündung. Anzuwenden als Inhalation, Bad oder Einreibung und in der Aromalampe.

Haut: Ausgleichend, antiseptisch, entzündungshemmend und regenerierend; lindert bei Akne, Ekzem, Schuppen, Haarausfall. Kopfläusen, Windelausschlag, Sonnenbrand, Insektenstichen und Verbrennungen; erleichtert bei Schweißfuß und *Herpes simplex*. Wirksam bei Verbrennungen und Dehnungsstreifen, weil es das Zellwachstum fördert und harte Narbenbildung verringert. Anzuwenden als Maske, Kompresse, Bad oder Einreibung.

Verdauungssystem: Reinigend und beruhigend; hilft gegen schlechten Atem, Mundschleimhautentzündung, Magenverstimmung, Blähungen, Übelkeit und Magen-Darm-Katarrh. Anzuwenden als Kompresse, Einreibung oder Massage.

Kreislauf: Beruhigend und entstauend; senkt den Blutdruck; verringert Herzklopfen; erleichtert bei Ödemen, weil es die Ausscheidung von Schlackenstoffen über das Lymphsystem fördert. Anzuwenden als Bad, Einreibung oder Massage.

Muskeln: Schmerzlindernd und entzündungshemmend; hilfreich bei Muskelzerrungen oder anderen Schmerzen und Rheumatismus. Anzuwenden als Kompresse, Bad, Einreibung oder Massage.

Gynäkologischer Bereich: Beruhigend und ausgleichend; hilft beim Einpendeln des Monatszyklus, gegen prämenstruelle und klimakterische Beschwerden; erleichtert bei Soor. Anzuwenden als Kompresse, Inhalation, Bad oder Einreibung und in der Aromalampe.

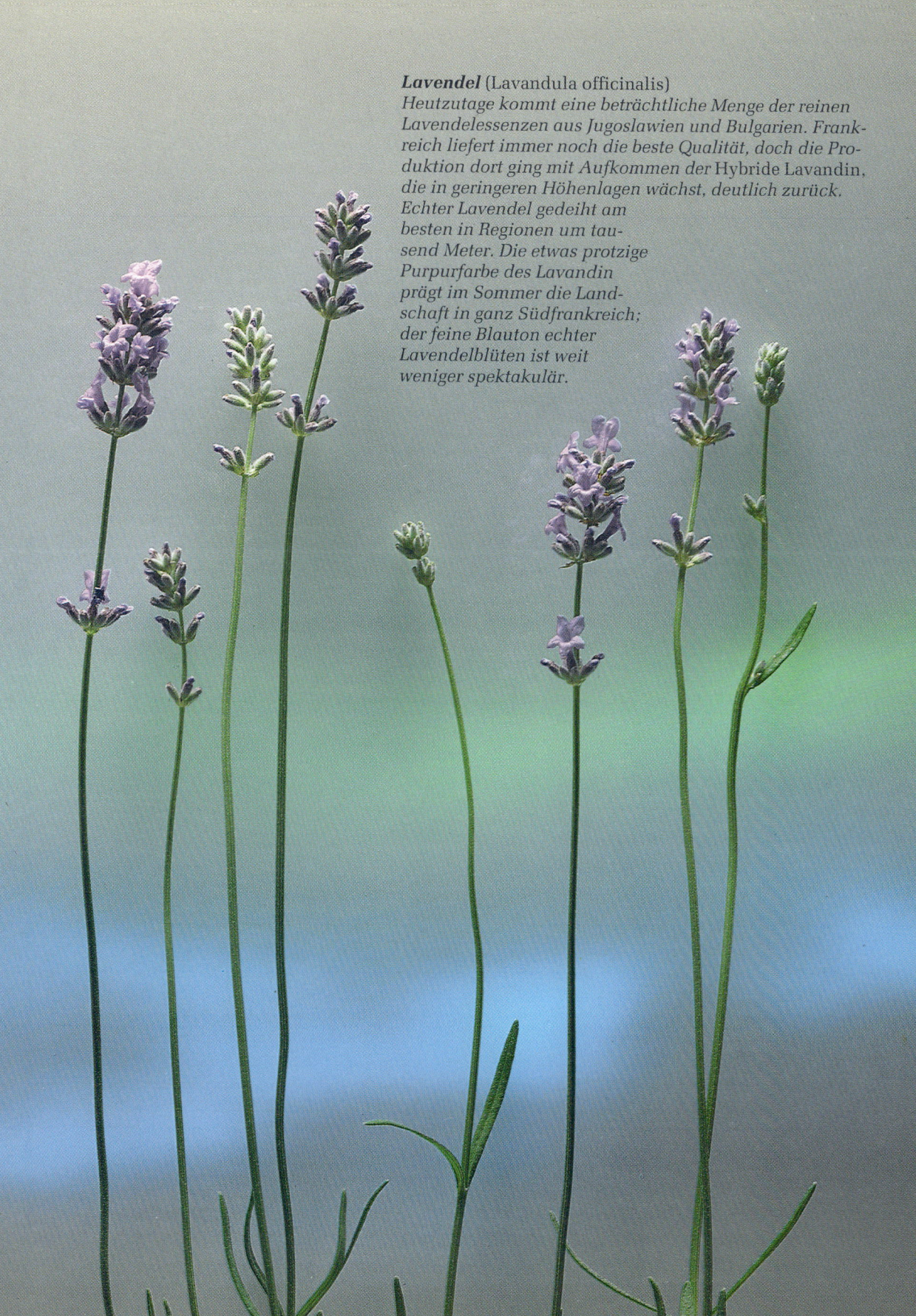

Lavendel (Lavandula officinalis)
Heutzutage kommt eine beträchtliche Menge der reinen
Lavendelessenzen aus Jugoslawien und Bulgarien. Frankreich liefert immer noch die beste Qualität, doch die Produktion dort ging mit Aufkommen der Hybride Lavandin,
die in geringeren Höhenlagen wächst, deutlich zurück.
Echter Lavendel gedeiht am
besten in Regionen um tau-
send Meter. Die etwas protzige
Purpurfarbe des Lavandin
prägt im Sommer die Land-
schaft in ganz Südfrankreich;
der feine Blauton echter
Lavendelblüten ist weit
weniger spektakulär.

Erste Hilfe

Ätherische Öle sind natürliche Reinigungs- und sanfte Heilmittel, und es lohnt sich bestimmt, Ihre Hausapotheke umzuorganisieren, um Platz für sie zu schaffen. Zur Grundausstattung gehören: breiter und schmaler Verband, Schere, Pinzette, Wundschnellverband, Heftpflaster, Watte, Gaze und ein Stück Baumwollstoff für Kompressen. Dazu brauchen Sie ein kleines Meßgefäß oder einen Eierbecher zum Mischen, je eine 60-ml-Flasche mit Trägeröl oder und -lotion sowie als Minimum die folgenden ätherischen Öle: Geranie, Lavendel, Römische Kamille, Majoran und Tea-Tree.

MERKE

▷ Verlassen Sie sich nicht auf Eigendiagnosen. Wenn Sie Ursache, Art oder Schwere einer Verletzung oder eines Leidens nicht genau kennen, sollten Sie ärztlichen Rat suchen.

▷ Bereiten Sie immer nur kleinere Mengen von fertigen Mischungen zu, und beschriften Sie die Fläschchen deutlich.

▷ Sichern Sie Ihre Erste-Hilfe-Apotheke mit einem festen Verschluß, aber nicht mit einem Schloß, und bewahren Sie sie außerhalb der Reichweite von Kindern auf.

Insektenstiche und Stacheln

Wenn ein Wespen- oder Bienenstachel in der Haut steckengeblieben ist, entfernen Sie ihn vorsichtig mit der Pinzette.

Behandlung

Einreibung: Tragen Sie *je 1 Tropfen Lavendel* und *Tea-Tree* auf den Stich auf, und wiederholen Sie das in stündlichen Abständen, bis die Hautreizung vergangen ist. Für die folgenden Einreibungen verdünnen Sie *je 4 Tropfen Lavendel* und *Tea-Tree* in *1 Teelöffel Trägeröl* oder -lotion. Zweimal täglich bis zum Abklingen aller Symptome anwenden. *Vorsicht:* Manche Menschen reagieren besonders heftig auf Insektenstiche und brauchen sofort ärztliche Behandlung. Dasselbe gilt, wenn jemand in den Mund, die Nase oder den Hals gestochen wurde oder wenn die Einstichstelle nach ein paar Tagen wieder anfängt zu schmerzen.

Kleinere Verbrennungen

Bei unverletzter Haut halten Sie kleinere Verbrennungen am besten zehn Minuten lang unter eiskaltes Wasser.

Behandlung

Einreibung: Tragen Sie sofort Lavendel auf die betroffene Stelle auf. Wenn Sie sie abdecken möchten, sollten Sie das Stück Gaze nur an den Rändern mit Heftpflaster befestigen. Wiederholen Sie die Behandlung 24 Stunden lang alle 2 Stunden, ohne die Gaze zu entfernen. *Vorsicht:* Schwere Verbrennungen müssen ärztlich versorgt werden.

Blaue Flecken / Bluterguß

Die folgende Mischung sollten Sie immer zur Hand haben.

Einreibung: Sie mischen *15 Tropfen Majoran* und *je 8 Tropfen Geranie* und *Römische Kamille* mit *30 ml Trägeröl* oder *-lotion*. Behandeln Sie die Stelle sofort, mit stündlichen Wiederholungen, bis sie nicht mehr druckempfindlich ist. Wenn ein blauer Fleck entsteht, reiben Sie alle zwei Stunden dieselbe Mischung ein, bis er verschwindet. *Vorsicht:* Bei Schwellung ärztlichen Rat einholen.

Glossar

(Einzelheiten zur allgemeinen Heilwirkung von ätherischen Ölen siehe S.16)

analgetisch, schmerzlindernd bis schmerzbetäubend: Cajeput, Ingwer, Lavendel, Römische Kamille, Rosmarin. Rose, Majoran, Echte Melisse

antifungal, pilztötend (das Wachstum von Pilzen oder Schimmel hindernd): Geranie, Lavendel, Zitrone, Myrrhe, Tagetes, Tea-Tree

antiseptisch, keimtötend und fäulnisverhindernd: Muskatellersalbei, Eukalyptus, Lavendel, Pfefferminze, Petit Grain, Römische Kamille, Rose, Sandelholz

antispasmodisch, krampflösend: Muskatellersalbei, Zypresse, Mandarine, Pfefferminze, Römische Kamille, Rosmarin, Rose, Sandelholz, Majoran

antiviral (die Wirkung von Viren zerstörend): Schwarzpfeffer, Geranie, Zitrone, Tea-Tree

adstringierend, zusammenziehend (Körpergewebe zusammenziehend und Ausscheidungen verringernd): Zypresse, Geranie, Wacholderbeere, Zitrone, Pfefferminze, Rosmarin, Sandelholz

ausgleichend: nahezu alle Essenzen, insbesondere Atlaszedernholz, Muskatellersalbei, Geranie, Wacholderbeere, Lavendel, Zitrone, Römische Kamille, Rosmarin, Rose, Sandelholz, Echte Melisse, Ylang Ylang

carminativ, windtreibend (Blähungen und den Abgang von Winden erleichternd): Kreuzkümmel, Wacholderbeere, Ingwer, Mandarine, Pfefferminze, Rosmarin

reinigend (Unreinheiten beseitigend): Atlaszedernholz, Cajeput, Geranie, Wacholderbeer, Lavendel, Zitrone, Pfefferminze, Kiefernadel, Rosmarin, Tea-Tree

entstauend (Verstopfungen und Lymph- oder andere Stauungen verringernd): Atlaszedernholz, Eukalyptus, Lavendel, Patchouli, Pfefferminze, Kiefernadel, Rosmarin

digestiv, verdauungsfördernd (den Verdauungsvorgang anregend): Schwarzpfeffer, Bitterorange, Kreuzkümmel, Ingwer, Wacholderbeere, Lavendel, Zitrone, Mandarine, Majoran, Pfefferminze, Römische Kamille, Rosmarin

diuretisch, entwässernd (den Urinfluß vermehrend): Wacholderbeere, Lavendel, Rosmarin

hämagogisch, blutungsfördernd, -auslösend (die Menstruation einleitend): Muskatellersalbei, Lavendel, Römische Kamille, Rosmarin, Majoran, Echte Melisse

hormonregulierend (die Hormonausschüttungen ordnend): Bitterorange, Muskatellersalbei, Zypresse, Lavendel, Zitrone, Kiefernadel, Römische Kamille, Rose, Sandelholz, Echte Melisse

regenerierend (gesundes Wachstum und Zellerneuerung anregend): nahezu alle Essenzen, insbesondere Weihrauch, Lavendel, Myrrhe

entspannend (überwiegend geistige Anspannung lockernd): Geranie, Muskatellersalbei, Wacholderbeere, Lavendel, Zitrone, Mandarine, Neroli, Petit Grain, Römische Kamille, Rose, Sandelholz, Majoran, Echte Melisse, Ylang Ylang

stimulierend, anregend (Tatkraft vermehrend): Schwarzpfeffer, Bitterorange, Geranie, Wacholderbeere, Zitrone, Pfefferminze, Römische Kamille, Rosmarin, Echte Melisse, Ylang Ylang

lindernd (Reizungen besänftigend): Muskatellersalbei, Zypresse, Geranie, Lavendel, Pfefferminze, Römische Kamille, Sandelholz, Majoran

aufmunternd (die Stimmung hebend, Auftrieb gebend): Muskatellersalbei, Eukalyptus, Geranie, Wacholderbeere, Lavendel, Petit Grain, Römische Kamille, Rosmarin, Rose, Sandelholz, Echte Melisse, Ylang Ylang

Bücher zum Weiterlesen

Susanne Fischer-Rizzi: Himmlische Düfte (mit Foto-Set Aromapflanzen), Hugendubel, München, 1990
Dr. Dietrich Gümbel: Wie neugeboren durch Heilkräuteressenzen, Gräfe & Unzer, München, 1990
Dr. Dietrich Gümbel: Ganzheitsmedizinische Hauttherapie mit Heilkräuter-Essenzen, Karl F. Haug Verlag, Heidelberg, 1989
Bernd Dittrich: Duftpflanzen für Garten, Balkon und Terrasse, BLV Verlagsgesellschaft, München, Wien, Zürich, 1988

Nützliche Adressen

Hier können Sie hochwertige, reine ätherische Öle, Trägerlotions und -öle, Aromalampen und andere Produkte zur Aromatherapie beziehen:
Primavera, Industriestr., D-8961 Sulzberg
Naturgarten, Grünangergasse 14, A-2700 Wiener Neustadt
Bio-Kosmetik Dr. Gümbel, Kurallee 8, D-7758 Meersburg
sowie in immer mehr Apotheken, Bioläden, Reformhäusern, Fachgeschäften und Instituten für Naturkosmetik, bei einschlägig orientierten Masseuren, Heilpraktikerinnen etc.

Weitere Informationen, etwa über Lehrgänge und professionelle Aromatherapeuten in Ihrer Gegend, bekommen Sie bei
Forum Essentia, Verein für Förderung, Schutz und Verbreitung der Aromatherapie und Aromapflege e.V., Panoramastr. 17, D-8961 Sulzberg-Moosbach
Barbara Gümbel, Kurallee 8, D-7758 Meersburg

Ratschläge zum Kauf und zur Aufbewahrung von ätherischen Ölen und Trägersubstanzen:

Kaufen Sie Ihre Essenzen nur im Fachhandel (s.o.).
Kaufen Sie pure Essenzen nur in deutlich etikettierten braunen 7ml- oder 15ml-Fläschchen mit der Aufschrift »reines ätherisches Öl«.
Bewahren Sie Ihre Essenzen und fertigen Mischungen zu Hause an einem dunklen, kühlen Ort auf und achten Sie darauf, daß sie fest verschlossen sind. Hitze, Licht und Luft vermindern die Heilkräfte ätherischer Öle.
Bei vorschriftsmäßiger Lagerung halten Essenzen aus Wasserdampf-Destillation mehrere Jahre lang; ausgepreßte Zitrusöle sollten besser innerhalb eines halben Jahres aufgebraucht werden.
Kaltgepreßte Pflanzenöle als Trägersubstanz halten bis zu sechs Monaten, wenn sie im Kühlschrank aufbewahrt werden. Mehrere Stunden vor Gebrauch herausnehmen.
Mischungen auf Ölbasis sollten innerhalb von neun Monaten aufgebraucht werden, Mischungen auf Lotionbasis halten länger.

Stichwortverzeichnis